顔《がん》晴《ば》れる人になるために

石原義光

ISHIHARA YOSHIMITSU

幻冬舎MC

顔晴れる人になるために

まえがき

薬学生諸君

薬剤師法第一章第一条に、こう書かれています。

第一条　薬剤師は、調剤、医薬品の供給その他薬事衛生をつかさどることによつて、公衆衛生の向上及び増進に寄与し、もつて国民の健康な生活を確保するものとする。

つまり薬剤師は、国民の健康な生活を確保するものであり調剤やＯＴＣだけではなく、体外診断用医薬品である医療用抗原検査キットからオムツ、ミルク、洗剤、ティッシュに至るまで公衆衛生の向上及び増進に寄与することと書いてあります。

そのような理由で国民の健康な生活を確保するのが薬剤師なんです。すごく重要な役割があるんです。

医療人（薬剤師の後輩たちよ）の前に人間として自己成長してほしい。医療人としてのサービスやおもてなしを提供してほしい。そんな思いで重い腰をあげました。

目次

第一章　私の社会人経験

おばあちゃん子

織田信長の清洲城で有名な西春日井郡清洲町（現在は清須市）で生まれ育ち高校まで喫茶店一つないような田舎で育ちました。私が田舎度を測る尺度としていますす1ヶ月の駐車場代は今でも3500円程度です。

母が美容師で自宅で美容院をしていましたので、明治生まれのチャキチャキの名古屋っ子のてるおばあちゃん（母の母）が、私が生まれてから同居して私の母親代わりとなって育ててくれました。戦争未亡人だったてるは、年金や恩給で私の大学の費用まで出してくれました。口も出すけどお金も出すという二刀流で誰も頭が上がらない黄門様でした。実は後に第二の黄門様に出会ったことで、私の人生は大きく変わりました。とにかくてるは、働き者で朝早くから晩遅くまでよく働く人で、家族の食事、掃除、洗濯、私のオムツ替え、躾（家の木に縛られる）、小学校中学校の授業参観、お弁当作り、薪をくべてお風呂の準備まで、何から何まで一人でしてくれました。

そんなてるは、私にとっての親友であり唯一の理解者でした。いつもどんな時も味方でした。幼稚園時のエピソードですが、てると離れるのが嫌で幼稚園のスクールバスに乗れず、無理やり乗せられても泣きっぱなしでした。超人見知りで同世代の子と遊んだこともなく、昼のお弁当はおばあちゃんみたいな園長先生といつも食べていたようです。明治生まれで贅沢は敵といった考えで、自分自身の苦労からかお金は少しでも貯金しなさいが口癖でした。肉じゃがは糸コンニャクに人参玉ねぎで肉なし、お腹が空いたらキャベツの千切りを八丁味噌で、湯がいたトウモロコシや枝豆がお菓子がわり、トマトやスイカやイチゴは砂糖をかけて、おかげで今でも甘党でお肉よりサラダが大好きです。

高校は自転車通学でしたが雨の日も風の日も毎日自転車に荷物を絡げるのは、てるの仕事でした。てるの「きょうつけて、いってりゃーよ」の元気な声に、「はーい！いってきまーす」と応えるのが日常でした。そんな明治生まれの間違ったことが嫌いで勝気なてるに育てられていたので人一倍正義感が強くなっていました。高校開校10周年には生徒会長として、たとえ一人だけでも高校の周辺のゴミ掃除やどぶ掃除をしているような高校生でした。

当時進路指導の先生で鬼の遠藤隆之先生は、遠様と呼ばれていて、絶対的な怖い存在でした。今思えば愛情たっぷりのスパルタ教育で、当時は自衛隊か母校かと噂されるほど厳しかったのを覚えています。母校の特徴は、田舎者でも地元でしっかり勉強して名古屋学校群（名古屋の偏差値の高い高校）に負けないような管理教育がなされていたことです。情報量が乏しく、図書館や予備校もない田舎に住む私には大変ありがたい高校でした。

最初の企業での経験

大阪の大学を卒業して病院薬剤師としてのキャリアをスタートさせました。私は、田舎の長男でしたので将来先祖の墓を守ったり、両親の面倒を見ることが当たり前として育てられていました。医薬分業も進んでおらずドラッグストアや門前薬局という言葉も一般的ではない時代です。病院での仕事は楽しく充実した日々を過ごしていました。しかしながら、薬剤師としての技術は学んでいても、経営は一切学べていませんでした。

このままでは田舎の両親の面倒を見ることは難しいと考えていました。愛知県で育って大阪で就職していましたので、田舎に帰る前に花の都の東京で商売を勉強して美容師の母の店の隣で薬局（ドラッグストア）でも経営しようと思い親に内緒で病院を辞めて、高校時代の親友のところに居候をしながら職探しを始めました。ちょうどその頃、薬剤師会館の方から千葉県の松戸に急成長している面白いドラッグストアがあるよ！　一度説明でも聞いてみたらと紹介を受けたのが全ての始まりです。聞いたこともないユニークな名前に度肝を抜かれました。

早速話を聞くと、「三年ぐらい一生懸命やれば自分の店を出すことも夢じゃない。4月から入社できれば新入社員の教育を無料で受けさせてあげるよ。また独身寮にも入れてあげるから」と。給料がもらえて基礎から学べて、ほぼ無料で独身寮に入れる！　この言葉にビビッと来て、是非4月から入社させてくださいとその場で即断即決。今では考えられませんが、入社試験もなく面接も世間話で終わったように思います。もし今、中途の入社試験を受けたら100％落ちるでしょうね。今から思えば、その当時は、薬剤師免許が欲しいのであって私を見てはいなかったと思われます。薬剤師免許さえあれば店が出せ儲かる時代。その後の店舗運営は、薬剤師以外の社員が運営する。採用担当者から見れば体力があり、荷物が3階まで運べる労働力が採用コストをかけずにやってきたと思われたと思います。当時は3年で3割以上の薬剤師が退職していました。

就職してから母に話すと、「病院を勝手に辞めて、そんな聞いたこともない所に就職するために大学へ行かせたわけではない。情けない」と大喧嘩が始まり、落胆して泣いていましたが後の祭り。もう病院は辞めていましたし、何より大阪の下宿先にもいないわけですから。その7年後に松本寿子会長と松本南海雄社長の奥様が新幹線で名古屋駅に降りられました。伊賀上野のロート製薬株式会社の工場見学に招待されたのです。寿子会長から「いしわら君の実家はこのあたりかな?」と「はい、ここから車で20分ぐらいの距離です」と伝えると「道中少し寄り道しようか」と仰いました。さあ大変、見たこともない黒塗りの、車体の長いリムジンが実家に横付けされると、父と母は腰を抜かすぐらいびっくりして会長様のオーラにひれ伏しておりました。息子をどうぞ宜しくお願いしますと。「いしわら君はよくやってくれてますよ」とリップサービスとその場で色紙にサインをしてくださって。今でも母の宝ものとして飾ってあります。会長のおかげで、お袋に恩返しができた瞬間でした。

4月から新入社員に交じって28歳の私も研修に参加しました。同期の仲間は朝9時から研修が始まって18時には終了。私は時間がもったいないので、その当時日本で一番忙しい一ヶ月一億円を売り上げていた上野アメ横店に配属をお願いして研修後、店に戻り3年後には独立するんだという夢に向かってがむしゃらに働いて仕事を覚えていました。しかし病院では先生と呼ばれていた私のプライドはズタズタ。パートのおばちゃんから先生は何も知らないのね、そこどいて。ビタミン剤はここ、風邪薬はここ、痛み止めはこの棚。約

3000アイテムある商品を覚えるだけで大変でした。クレオソートが主成分の胃腸薬も知らないの？　えっ、風邪の11の諸症状も言えないの？　朝から晩までレジ打ち、ティッシュとトイレットペーパーを毎日何ケースも店頭に補充し、トラックで山ほどくる在庫をみんなで連携して1階から3階倉庫まで上げるのが体力的にもとてもきつい。またドアはフルオープンで入りやすくて出やすくしていたので夏は暑く、冬は寒い。少々万引きにあってもその分入りやすいほうがいい。損して得取れ。万引きしやすいぐらいの店のほうが売上があがる。あまりセキュリティーを高くして入りづらくする方が良くないと。様々な教えにびっくりしました。

休みは他店の視察に使い、朝から晩まで元気よく働くユニークな中途社員がいるということで1年後には所沢店の副店長へ昇格。秋には神田西口店店長へ、そこで日本一ビタミン剤を売って次の年には吉祥寺ダイヤ街店の店長へ。その後池袋東口店、渋谷パート1店、ディスカウントBOX柏店、浦和店と経験してスーパーバイザーに就任しました。その後、人事教育担当として社員教育全般を担当し、特に店長教育、新入社員教育、アルバイト教育を担当して採用責任者へ。

この頃の会社は日本一が目標で社員一丸となっていました。この時の営業責任者（専務）が吉田雅司さん。私はこの方以上の人格者を今まで見たことがありません。もちろん南海雄社長は別格です。私たちが直接指示を受ける吉田さんが天皇陛下であれば南海雄社長は神様のような存在でした。吉田さんがこうしたいといえば命を惜しまず実行する部隊がいました。私も当時その一人でした。吉田さんのお父様が教育者であったことから、よくこんなことを言われていたようです。先生と言われたら終わり。教育者は「踏み台になったと人は笑うとも、人の足らぬところを足す人となれ」という教えは、いまだに胸に刻んでおります。

東京証券取引所二部上場を通りこして一部上場の会社になったのもこの頃です。東京ドームのバックネット裏の広告やK1のリングサイド、CMに高校を卒業したばかりの優香ちゃんを使ったのもこの頃でした。CMが初めてテレビに流れる日には会長の行きつけのすし屋で今か今かとドキドキしながら見た記憶が今も鮮明に残っています。

運命的な出会い

その当時は店舗を休んでバス数台を貸し切って熱海に社員旅行に行っておりました。お前は少し生意気だからという理由だったと思いますが、みんながやりたがらない1号車のリーダーに任命されました。どうして1号車が敬遠されるかは後でわかりました。松本寿子会長が乗車するからです。私はこれをチャンスだと思い何とか会長に楽しんでもらおうと熱海の観光ブックを3冊買って隅から隅まで読んで参加していました。バスガイドさんもいましたが今思うと道中私が全て説明していました。トイレの場所、途中立ち寄るサービスエリアでの名物。

その晩、何百人という社員が一堂に集まり大宴会が始まります。その第一声が会長の挨拶です。今日は私が今まで社員旅行に来た中で一番楽しかった。1号車のバスのリーダーのいしわら君はどっかにいるかい?と声がかかりました。その時私は一番後ろの席で明日の道中の予習をしていたのです。周りがざわめき、おい、お前の名前が呼ばれたぞ！　早く立て。ハイと立ち上がると「あっいしわら君、ありがとうね。とっても親切にしてくれて、楽しかったわよ」と、みんなの前でほめてくださいました。この瞬間に寿子会長と死んだてるおばあちゃんが重なり、てるにできなかったおばあちゃん孝行を会長にできたらいいなと思いました。

2日間のバス旅行も終わり、最後に何かあったら何でも電話してきなさいと直接電話番号を頂きました。それから1年後、またバス旅行の時期。私は2年連続で1号車のバスリーダー、その時にはもう吉祥寺店の店長となっており、新人がバスリーダーをするという定例は覆り私がまたやることに。

吉祥寺には小ざさの羊羹という幻の羊羹があります。これはお金だけでは買えなくて、当時前日の夜中から朝まで並んで、朝に番号札が配られて先着50名。この幻の羊羹を是非会長に食べていただきたいと、吉祥寺店のスタッフが並んでくれました。朝、会長に会うや否やこのエピソードを会長に伝え、私が並んだわけではありません。うちのスタッフが是非会長に食べていただきたいと並んだ幻の羊羹がこれです。とお渡しすると、寿命が延びるね、せっかくだから1号車に乗り合わせた全員に一切れずつ差し上げて、と。

後でお聞きすると寿子会長がバスリーダーに私を指名してくださったようです。そんなことも知らずまた一生懸命しゃべり続けた車内でのこと。あんたよくしゃべるね。おじいちゃん（松本清）そっくりや、男は黙っていたらダメ、これだけ従業員がいたらでしゃばらなきゃダメよ。いつも男は黙って黙々と仕事をすること、出しゃばらず謙虚にするようにと怒られてきた私が初めて褒められた瞬間でした。なぜこの一年電話してこなかったの？と言われ、いや、その、本当に電話していいんですか？と。バス旅行が終わってすぐに会長にお礼の電話を入れると家に来なさいと言われ、翌日から一緒に朝食を食べる日々となりました。

何でも一番にならなきゃ。電話番号ぐらいは一番になれると０００１。会長の車のナンバープレートも1。その当時の柏の店舗は柏市で一番高いビル。松本清は何でも一番が好きだったとのこと。慶應義塾大学への社会人経営研修プログラム（ＭＤＰ）への参加の時も、ロート製薬株式会社の山田邦雄社長にその研修留学制度の良さを寿子会長にお話しして頂きました。その時もたった一つだけの条件が出されました。「ドラッグストアからの参加は一番目ですか？」と。さらに、「お金の心配はしなくていい。南海雄（会長の次男）社長には私が言ってあげる。会社から出せなければ私がだしてあげる」と続けられ、びっくりしたのを覚えています。実は南海雄社長の計らいで、研修留学として仕事として大学に通わせて頂けたのです。心から感謝申し上げます。

会長、なぜ1号店から21号店まではないんですか？

そんなに『一番』を大切にする会社なのに、私にはどうしてもわからないことが一つありました。そこである日、店舗視察の途中に車の中で会長にその疑問を直接聞いてみたのです。

「会長、なぜマツモトキヨシには、１号店から21号店まではないんですか？」と尋ねると、会長は少し懐かしそうに話をしてくれました。

創業者の清さんはユニークな方だったようで、店舗がたくさんあるように見せるためになんと22号店からスタートさせたのだそうです。他にも、胃腸薬や頭痛薬を売ったら箱をもらって空箱を飾って商品がいっぱいあるように見せていたことや、次のお客さんがくるまで前のお客さんと話し込んでにぎやかに見せていたことを聞きました。

松戸市長を務めていた時には、すぐやる課を作って全国的に有名になったようです。市民の要望に何でもすぐやるというのは犬の散歩やどぶ掃除もやるんですか？と尋ねると、すぐやる課とはすぐやらなければならないもので、すぐやり得るものは、すぐにやりますが、すぐやるべきものでないと判断したらやらないとのことでした。清さんはアイデアマンだったんですね。

会長が亡くなる直前まで経営の様々なことを学ばせてもらった8年でした。その当時のスーツの内ポケットには寿元気と入れていました。何か困ったら会長だったらどう判断するか。大変厳しい教えもありましたが、てるおばあちゃんのように孫のように私のことをかわいがってくれた第二の黄門様、今あるのは会長のおかげです。感謝してもしきれません。本当にありがとうございました。

マツモトキヨシ経営理念からの学び

マ：真心をもって人に当たる（誠実）

上司部下、仲間、友人、家族、お客様など自分にとって大切にしたい人には、誠実に嘘なく真摯に向き合えば、必ず倍返しで恩が返ってくるものです。

ツ：尽きない研究と創意工夫（前進）
いくつになっても、情熱を傾け、自責で、創造力豊かに諦めず、前に進んで行けば必ずゴールに到着します。

モ：儲けて還元する（共存共栄）
人に言葉で伝えることで信頼信用を勝ち取り、信者（ファン）になってもらって、利益がでたらお互いハッピーハッピーになるように再投資する。

ト：統一のとれたチームワーク（協調）
仕事は一人では決してできません。自分と異なる立場、違う考え方を持つ仲間と協力して、同じ目標に向かって調子を合わせて進めていく。

キ：規律の中に生きる真の自由（責任）

組織の中では、守るべき基準があります。規律を厳守しながらも自己責任で自由を謳歌して人生を楽しむ。同じ環境でも幸せかどうかは自分の心が決めます。

ヨ：より良い品をより安く（奉仕）

品格があって、素敵な人は、謙虚でお高く留まることはない。奉仕の精神で人から感謝される。

シ：失敗を恐れず初志を貫く（根性）

行動をすると、成功体験か失敗が訪れる。失敗を恐れて行動をしないのは愚かである。なぜならば、失敗ではなく教訓ととらえ、根性を入れて覚悟を決めて行動すれば、必ず成功体験か教訓が得られます。教訓の質と量で人間力が決まるから同じ失敗をしなければ大いに失敗をすべき。

この経営理念は大きな声（発声練習）で事あるごとに唱えていました。私も退社して15年以上経ちますが、いまだに唱和できるほど心に染み込んでおります。

その当時新入社員研修や店長養成勉強会を実施しておりましたので、２０００年から

２００６年までの入社の方やその年代で店長に昇格された方は、全員今でも耳元で「ま」と言われれば真心を持って人に当たる。（誠実）と経営理念を全て即答できると確信しています。

その時は軍隊のようで嫌だなと思われたかもしれませんが、今思えば、手前味噌ですが富士山麓で実施されています管理者養成コース、別名「地獄の訓練」で有名なカリキュラムを、いち早くドラッグストアマネジメント研修に取り入れていたんです。小売業としては先見の明がありました。壇上に一人一人上げて経営理念を唱和させ、大きな声でできるまで何度も何度もやってもらう。実はその時なぜ？と考える前に実施することは、社会において重要な要素が入っています。少々不合理であってもまずはやってみる実行力。その後納得できなければ理由を聞く。理由を聞いて納得しないとやらないの？　やらない理由を見つけるの？　まずはやってみようの精神はこの頃に身に付いた最強のキャリアスキルです。

その時代に店長や本部スタッフをしていた方が辞めて、他の有名ドラッグストアや日本を代表する大手調剤薬局で採用責任者や教育責任者で活躍されていることを思うと、この業界の人材輩出企業としての役割は果たしていると思います。その礎は頭脳＋経験＋根性（これが一番競争優位性が高い）、頭脳ではあまり差がでませんが、１ヶ月１億円以上販売する店舗を切り盛りする経験は掛け替えのないものです。数多くの社員やアルバイトのシフト管理や仕入れ・返品・ロス管理、様々なお客様との接客経験、クレーム対応、営業利益確保のための様々な施策実施の経験は宝物だと思います。課題解決能力が高い社員は、どこへ行っても働けると思います。

当時は、採用に関しては超売り手市場で、ドラッグストアの人気のなさと言ったら凄まじく、採用イベントでは、病院関係ブースには学生が群がって立ち見、調剤関係も学生がブースに来ていましたが、ドラッグストアは特に人気がなく閑古鳥が鳴いていました。立ち寄りやすいように、一人座ったら次の学生が来るまで話し続けていましたね。今では考えられない現象です。

大学でも最も人気のない業態でした。離職率や仕事内容で大学の先生からも白い目で見られていました。今は病院や調剤薬局よりも給料もいいし、仕事のやりがいもあり、人気があるようで変わりましたね。ドラッグストアの仕事は品出し、レジ打ち、発注、と全く薬剤師の職能が活かされないと思われていました。また年間3割の離職率ですから。採用責任者としては今の現状を説明した上で今後の未来の薬剤師像を語り、そのために優秀な人材は、病院や調剤薬局に行くのではなく医療費削減のためにも、最優秀な薬剤師がセルフメディケーションの最前線で国民の健康に寄与すべきと一人一人口説いていました。これは採用担当者としては必須の技術で、N字の法則と呼ばれています。下から上に上がって、また下に下がって、さらに上に上がるとNという字になります。

このどこをアピールするかが大切です。増収増益であればそのまま語ればいいんですが、今ネガティブな状況であればその現状を語ります。つまり上から下に落ちるところをまずは隠さず真摯に語るのです。今は守りです。減収減益ではありますが、次のステップ、下から上にいく所（目標）を語り、だから優秀な人材が今必要で将来幹部になる人材が欲しいのですと語るのです。これは面接のアピールでも使えます。星薬科大学の世界的な研究者の成田年教授には、このことを熱く語ってご理解頂いていました。研修室内で特別にドラッグストアの必要性をお伝えする機会をことあるごとにもらって、最優秀な人材こそ現場に来るべきで、日本を変えてくださいとお願いしていました。明治薬科大学では卒後教育を、福山大学では医療人としての心構えを、城西大学ではドラッグストア概論を担当して、現場のやりがいや楽しさを伝えておりました。現在は、第一薬科大学と広島国際大学で、医療人の前に一人の人間として人に感謝して、ありがとうと言える人間力を兼ね備えた医療人教育に携わっております。

N字の法則とは、共感を呼ぶストーリー展開。

私は貧乏な長屋で育ちました。頑張って東大の大学院に行って上場企業の役員になりました。これでは嫌味に聞こえます。なぜなら、「あなただから、できたんでしょう？」と思われて、共感を呼びません。

「N字の法則」でストーリー展開すると、貧乏な田舎で生まれ長屋で育ちました。一生懸命頑張ってやっとの思いで東大に入りました。しかし、田舎もんが東京を気取り、傲慢になりおいしい話に騙され最悪な状況に。どん底の生活から脱したいという強い思いで、そこから何とか心を入れ替えて、再度努力に努力を重ねて人にも恵まれ、何とか人に認められるようになりました。N字を描いて上下する、高低差のあるストーリー。

実は、「水戸黄門」も「プロジェクトX」もみんなこのストーリー。面接の時、あなたのプロフィールをN字の法則にする。最後は意義目的でまとめる。これが共感を呼ぶ最強の法則です。

水戸黄門の一行が穏やかな田舎道を歩いていると（N下から上）、悪代官に騙されてひどい目にあっている町娘が。キャー助けて。八兵衛が黄門様に現状を伝え、風車の弥七が走り、かげろうお銀がお色気で情報収集（N上から下）。助さん格さんが登場して、この紋所が目に入らぬかの名台詞で滅多切りの勧善懲悪。しかしここで終わらず、黄門様のおかげで、この町にも以前の平穏無事な日常と笑顔がまた戻ってきたんです。めでたしめでたしで一件落着。意義目的まで達成して一話完結（Nの下から上）。

いいとこのボンが大成功で大金持ちでは誰も見たくありません。

いいとこのボンが途中で大失敗、これも興味ありません。

いいとこのボンが途中で大失敗。その後苦労に苦労を重ね奇跡的に復活。何とか回復して最後は世のため人のために大金を寄付。

これで感動が生まれます。「プロジェクトX」のストーリーも全てこの法則でストーリー展開しています。


とある学生が、医学部に合格。夢と希望で整形外科医へ（N下から上）。なってみると手術がうまくいかずジャマナカと言われ挫折を経験。逃げるように研究者へ（N上から下）。ここでもうまくいかず逃げようと思ったが後がなく、何とか踏ん張って頑張った。ほとんど寝ずに研究をすることも。ハードワークでは誰にも負けない自信があった。すると神にも味方されiPS細胞の開発に成功。さよなら逆転満塁ホームラン。ノーベル生理学医学賞を受賞。この技術で幸せになれる人を一人でも増やしたい（N下から上）。

このN字の法則は会議で自分の意見を通すときにも、自己紹介で印象付けるときにも、面接で自己アピールするときにも使える最強のスキルです。相手に聞いてもらって、興味を持ってもらって初めてコミュニケーションが成り立ちます。正しいことを正しく言うだけでは、独りよがりの気休めにしかなりません。是非信頼信用を勝ち取り、好きな時に好きな仲間と好きな仕事ができる自由を手に入れましょう。同じ給料でも、他人から指示された仕事をするか、自分の意思決定で楽しい仕事をするかは皆さん次第です。

人生楽しみたいですね。

最高のチームを実現するために

ある会社の研修を２００９年から担当し、様々なオリジナル研修をありえない塾として実施してきました。

内定者研修、新入社員研修、２年目研修、３年目研修、幹部研修、店長研修等の中からユニークでかつ評価の高い唯一無二の内定者研修をご紹介します。

２００９年のキャッチコピーは感動の期、２０１０年は伝説の期、２０１１年は革進の期、２０１２年は創造の期、２０１３年は挑戦の期、２０１４年は飛躍の期、２０１５年は躍動の期、２０１６年は変進の期、２０１７年は超変革の期、２０１８年は醍醐の期、

２０１９年は進取の期。これは全て社長がご自身で決められています。毎回次の期はどんな一年にしたいのか？　このキャッチコピーを頂いてからありえない塾で研修内容を約半年検討します。久しぶりの内定者研修２０２３年度はちむどんどんの期と決定。

社長の願いは、会社は家族でありその家族の一員になる覚悟を決めてもらいたい。内定者側の覚悟だけではなく、受け入れ側も家族として迎え入れる覚悟を決めてもらう研修となります。

まずは場所ですが、非日常を演出して日頃の学生生活を一旦リセットして新たな世界に飛び込んでもらうためにも場所設定は大切です。本社からそれほど離れていないこと（経営幹部も参加されるし社長も3日目から必ず参加されるから）。非日常が感じられること。食事がおいしいこと（これには意味があり、厳しい研修であればあるほどホッとできリラックスできる食事の場はとても大切です。おにぎりでもお弁当でも食事ですが、最高のチームを熟成するには、できるだけ手作りのあたたかい愛情こもった料理を提供することで活力が生まれると確信しています）。バラエティーに富んだアクティビティ（蛍、満天の星、湖、アップダウンの山道、ラフティング、体育館、クライミングウオール）が使用できること。こんな条件から、標高１０００メートルの山で奇跡を起こしています。

ありえない塾塾長として毎年超えられない壁を一人一人の限界突破で成し遂げてきました。

選ばれた人材が全国から集められ、約3000名の応募の中から最終選考に残った内定者約10名の変化には驚きます。今までの人生で味わったことのないストレスに対して怒り、反感、涙、挫折、苦悩、感謝、喜び、楽しさといった様々な感情を経て、たった72時間で人間は変われると今では確信をもっています。

四角い氷を丸くするにはどうしたらよいでしょうか？　アイスピックできれいに削る方法もありますがなかなか難しいですね。四角い氷はあなたの心です。これを丸くするには？　まずは傾聴して固まった氷を溶かしてあげます。次に丸い器に入れ替えてあげて形を変化させて、再度丸い状態にしっかり固めてあげればいいわけです。

理論的には、溶かして変化させて固めるわけですが、私たちのチームでは溶かす作業と変化をほぼ同時に行っています。変化の過程で溶けていくとでも言えましょうか。時間は有限で72時間しかありませんから。

研修から戻るとまず両親から、どうしたの？　お前変わったな、とか大学のゼミでは、周りの学生があまりにもぐうたらに見えて数か月ついていけなかったという意見もよく聞きます。

ありえない塾のメンバーは前日から入り、工程表の確認と最終ミーティングを実施します。ここが一番重要で私たちも何か旅行気分で浮ついていますので、まずはチームのメンバー一人一人の本気度を上げます。ここで一人でも本気度が低いと参加者の満足度が落ちます。過去には気がつくと朝まで取り組み姿勢と限界突破の意義目的といった、チームの肝である基準のすり合わせに使ったこともありました。今ではどこに出しても恥ずかしくない日本で唯一無二の不可能はないチームとなっています。

チームによく言ってきたルールがあります。それは携帯への連絡にはすぐに対応することです。私が携帯にかけるということは、緊急だからです。チームの皆さんの都合はありません。緊急で助けてほしいから電話をしているのです。たとえ飛行機に乗っていても日本国内なら三時間フライトしていることはそうはありません。安定飛行に入れば機内から電話もできる時代です。重要な会議中でもトイレに離席して会議中と三文字ぐらい三時間以内には打てるはずです。もし三時間以内に折り返しがない場合は、救急車で運ばれたか事件に巻き込まれた以外にないから心配で警察に連絡します。連絡してこない場合は携帯の意味をなさないので捨てなさい、と伝えていますので、今ではどんな時も一時間以内には連絡が来ます。これってパワハラかもしれませんが、身内の頑固おやじ（チームは家族ですからお父さんですね）に言われていると諦めているのかもしれません。スピードは競争優位性ですので、この当たり前のことが身に付いていれば営業担当としても負けることはありません。

そんな社会人経験の少ないメンバーも、今では部下が数十名いる部長やマネジャーばかりになっています。挨拶もできなかったメンバー、場の空気を読めないメンバー、一生懸命さが伝わらないメンバー、今では各方面の結節点として全員、栄誉あるMVPをとってくれて嬉しい限りです。研修に携わって教わったことって何と聞くと、相手に腕ごと切られない限り自分からは決して離さない覚悟、死ぬ気でやる、限界突破、本気、こんな泥臭いキーワードが出てきます。頭のいい効率優先のはっきりモノゴトが言える若者も根っこにこのキーワードが入ると、全員MVPで表彰されるんだと人育てにも確信がもてます。


1日目は北海道や九州など遠方からも参加しますので、午後1時頃に最寄りの駅からバスをチャーターしてペンションに集合。このバスの中の様子はペンションに到着する10分前にバスに添乗しているメンバーから電話がきて、AパターンBパターンCパターンのどのパターンで行くか指示が入ります。Aは研修というより旅行気分なので遊びではないこの研修の意義目的から。Bは緊張で言葉が少ないので安心感重視のアイスブレイクから。CはAとBの中間で。

ようこそ。今日から3泊4日、この自然にどっぷりつかって、自然を愛し、心身共に健康で楽しんでもらいます。まずは各自チェックインして10分後に集合。一秒でも遅れたらルールの徹底に関してのレクチャーから入ります。言葉遣い、お互いにリスペクトしながらの進行、時には親になりきって叱咤激励をしています。私たちのスキルもこの10年で変化して進化しています。パークに移動して、アイスブレイク。自己紹介や呼んでほしいニックネームを伝えながら徐々に打ち解けていきます。全員でミッションを達成していくアトラクションをしながら時間管理や協調姿勢を学びます。初日の最後はトラストフォール、ステージの縁に立って後ろ向きに倒れ、下で他のメンバーが体を受け止める。倒れる時の恐怖との葛藤と、受け止める側との信頼関係がポイント。どうしても仲間を信頼できないので腰をピンと張って体を硬直して落ちていけない。仲間への信頼関係がないので腰が折れてしまい支える側は体重を分散して受け止めることができず一点でうけとめるので、危険も増し負担もかかります。わかってはいるが心の底での信頼関係が如実に出るワークとなります。受け止めてもらいほっとした安心感からか涙ぐむ参加者も。キーワードは信頼。

夕食後はゆっくりお風呂に入って集合。振り返り、ＰＤＣＡを一日で回します。お風呂では貴重な情報収集の場所となります。お兄さんお姉さん役で寄り添うスタッフが情報収集をしています。誰が不平不満を言っているのか。誰が落ち込んで誰が元気なのか。気になる言葉を収集して振り返りに備えます。お風呂やトイレの使い方についての基準のすり合わせ。皆さんはおもてなし世界一の会社に入りたいと思って来ています。私たちが頭を下げて来てくださいと言っているわけではありません。お風呂もトイレも入る前より綺麗にするように。皆さんにとっての世界一のおもてなしを見せてください、と伝えます。

具体的には答えがあるわけではありませんが、お風呂では鏡の水滴を拭くもの、髪の毛を一本一本拾うもの、桶を揃えたり、シャワーの向きを揃えるもの。トイレではスリッパを揃えるもの、手洗いの水が跳ねていれば綺麗に拭いているもの。驚いたのは、会社の幹部自らトイレに四つん這いになって拭き掃除をしていたこと。今まで適当にしか掃除をしてこなかった学生にとっては初日はカルチャーショックで、もう帰りたいとお風呂で泣いている子。お母さんにとんでもないところに来ちゃった、帰りたいと相談している子。お父さんからもう一日だけ頑張ってみなさいと諭されている子。

もう一つのキーワード、チェスター・バーナードの組織成立のための条件として組織の3要素：共通目的（組織目的）・協働意思（貢献意欲）・コミュニケーション。電車の車両でたまたま乗り合わせた人は他人ですが、誰かが倒れた瞬間、助けようと共通の目的ができ、協力して働こうという意思が湧き出て、声をかけ合って進めていくときにチーム（組織）となります。

明日はグループ対抗、ミッションは勝て！　勝つために、お互いに声をかけ合い、助け合い、チームとして徹底的に勝ちにこだわらせます。一人ずつ、もし私がリーダーをするならこんなチームにしますと皆の前で発表してもらい、全員の投票で自責でグループリーダーを決定します。各リーダーに好きな色のＴシャツを選んでもらい、リーダーからメンバーに渡してもらいます。明日からはそのＴシャツを着て頑張ります。その後はリーダーに任せて明日の個人的な目標とグループでの目標を話し合わせます。

2日目は、朝食前の経営理念の唱和からスタート。これは声出しを兼ねていますのでグループに寄り添うスタッフが指導します。山の中ですので至る所で気持ちよく大きな声で唱和できます。唱和の初日はほぼ0点ですが、最終日には毎年１００点満点になるから不思議です。やればできるのですね。指導者の本気度が今の学生にも通じると確信があります。午前中はグループ対抗で駅伝です。１人約2キロ。下り坂、上り坂とあり、誰をどこに配置するかも作戦です。速い子、遅い子がいますがグループ対抗ですので速い子も油断せずに差を広げ、遅い子も一秒を削ることでデッドヒートが繰り広げられます。振り返りでは、自分との戦い、限界突破ができたかの一点です。

おいしい昼食を食べて、全員水着に着替えて千曲川まで下りて7キロのラフティングです。これもグループ対抗。ひたすらゴールを目指して漕ぎ続けます。この時だけは上司部下、先輩後輩関係なく呼び捨てでお互い叱咤激励の嵐です。私にも石原しっかり漕げ〜、手を抜くな、テンポを合わせろと罵声が飛び交います。

私たちの指導者チームは、過去負けたことはありません。実はこれは体力だけでなく全員でテンポを合わせて、速さより深く水を的確にキャッチした方が断然速く進むんです。7キロも漕ぎ続け限界突破しているならまだしも、負けてへらへらしているならその場で振り返りを実施。周りの温度が5度は下がり凍り付くような叱咤激励の激震が走ります。

その後は全員で露天風呂で背中を流しながら、和気藹々のムードでアイスクリームを食べるのが定番です。夕食後は少し休憩して集合。振り返り。なぜ勝てなかったか。チームがどんな状態だったか。体力の限界で自分を奮い立たせたものは何だったか。チームのメンバーの頑張る姿や掛け声はどう感じたか。グループの中で誰のどの言葉に感謝しているのかを星の付箋に書いて渡します。多くの付箋をもらうメンバーもいれば一枚ももらえないメンバーもいます。最後に明日の個人目標を決定して終了。

3日目は、クライミングウオール。絶壁の壁を上り、落ちたら仲間みんなの力で支える。クライマーは、ヘルメットをかぶり手袋をしてハーネスを着けます。カラビナに命綱を通して垂直の壁を登っていきます。下から仲間のビレイヤーが命綱をもって声援を送ります。自分にとっては簡単なチャレンジでも相手にとっては、過酷なチャレンジかもしれません。自分ひとりではあきらめていたことも、仲間の声援で力や勇気をもらってできることがあります。命綱がなかったらどこまで登れただろうか？　怖くてももう一歩踏み出したあの瞬間。日常でも同じように自分の気づかない所で、命綱を握ってくれている人はいるかもしれません。

この研修でもすでに誰かが自分のために、気づかない所でいろんな事をやってくれているのかもしれません。感謝の気持ちを忘れずに。命綱を握ってもらっている感覚と命綱を握っている責任の重大さの感覚を忘れないでほしい。ありがとうの反対語を聞きます。ありがたくない、無視、様々あります。やってもらって当然とか学費を払ってくれて当たり前とか、当たり前と思うと感謝の気持ちが出てこないので私は毎朝心臓に手を当てて、寝ている時も楽しい時も落ち込んでいる時も絶え間なく休まず痛みなく動いてくれて心臓さんありがとうと感謝するようにしています。

午後は全員で宝物を見つけるワーク。限られた時間の中でGPSを使って全力で探します。この見つけた宝物によって夕食、BBQの肉の量（成果）が変わってきます。楽しみながらも必死にワークをしています。みんなで成し遂げた達成感を忘れないでほしい。

夕食後は振り返り。メンバー全員にメッセージ。ロウソクの火を囲み、テントの中で語り合います。GOOD MOREの観点で仲間のすごい所、あともう一歩の所の忌憚のない意見を言い合う時間。ジョハリの窓は今後の成長スピードを上げてくれます。メンバーが気づいていない所を利他意識で勇気をもって発言する。一方で自分の知らなかった一面も謙虚さをもって聞き入れる。

3日目の夜は社長の登場。3日目の夜だからできる仲間へのメッセージ。

社長に成り代わって伝えてきたメッセージを体現します。恒例の出し物や一発芸も全員で本気でやります。私は毎年このためにダンスの振り付けを覚え、歌を覚え、衣装を揃え、ウィッグも買って全力で笑ってもらいます。

4日目は最終日午前中に山の中腹まで移動して、ブラインドウォーク。一人が目隠しで一人が誘導するワークですが、1日目とは見違えます。お互い全幅の信頼が熟成されているので、山の傾斜もものともせず走ったりしている2人組もいます。

いよいよクライマックス。全員が見ている前で山の中腹から20メートルぐらい下で見上げている仲間に4月1日までにどんな人間になっているかの心の叫び、宣言（約束）です。一人一人仲間のいる場所から私と一緒に数十秒登るのですが、その時の一言のためにこの研修があります。「あの時悔しかったな……でも君だから厳しく言わしてもらったよ。期待している。ありがとう」「縁の下の力持ち、嫌な役をやってくれてありがとう。見てたよ」「チープなプライドが邪魔してたね。自分をさらけ出してくれてありがとう。感謝してるよ」このような言葉ですが、チームでその子に何と言ったら心に刺さるか、モチベーションが上がるか、どんな言葉でお礼を言えるか。

全員で集めた言葉が当日の朝私に届きます。それを最後の最後まで言葉を選んで伝えています。振り返って宣言する時は全員号泣です。

最高のチーム『One for All, All for One』を実現するための４つの観点

①　心理的安全性

何を言っても何をやっても、馬鹿にされたり否定されたりしないと心の底から思える状態。

②　信頼関係

役割と責任が明確で、お互いに信頼関係が構築され主体的に取り組んでいる状態。そのためには相手の声の調子や話すスピード、声の大きさ、リズムなどを合わせるペーシングと相手が足をくんだら、さりげなく足首をクロスするように浅めに組んでみたり、コップを口にしたらさりげなく手を耳元にもっていったりするクロスオーバーミラーリ

ングと相手の感情の言葉のオウム返しや相手の話を要約するバックトラッキングを駆使して信頼関係を構築します。

③　意義・目的の理解

目的だけでなく意義までひとりひとりが理解して自責で積極的に行動している状態

④　コミュニケーション

自分の事は少し横に置いて、仲間の利益の為に、勇気と謙虚さを持ちリスペクトしながら、適宜適切なコミュニケーションが取られていて風通しの良い状態

今後環境が変わっても、相手が変わっても、覚悟を決めて信じて行動すれば感動を与える本物のチームを作ることができるでしょう。顔晴ってください。期待しています。

第二章　薬剤師という仕事

職種紹介

薬学生の皆さん

薬剤師の職種についてご紹介します。

①調剤薬局：患者さんへ調剤と服薬指導が中心。かかりつけ薬剤師さんになろう。

②ドラッグストア：薬に対する知識だけではなく、接客能力や、店舗運営能力も必要ですが管理薬剤師だけでなく店全体をマネジメントする店長にもなれます。

③病院：調剤、製剤、医薬品管理、病棟業務、治験業務、医薬品情報収集など命に直結した環境でチーム医療が実践できます。

この3つで約80％。5年生での実習では、調剤薬局かドラッグストアの調剤室で2・5ヶ月間の実習、病院で2・5ヶ月間の実習がありますのでお楽しみに。

④漢方薬局：患者さんのカウンセリングにより、エキス剤だけでなく煎じ薬にも対応し漢方処方を自ら決定し養生してもらいます。

⑤MR（Medical Representatives の略・医薬品情報担当者）：製薬企業の営業職で主にドクターに医薬品情報を提供します。人間力が大切。薬剤師でなくてもなれますが、やはり薬剤師の資格は信用信頼され重宝されます。

⑥公務員：自衛隊、麻薬Gメン、厚生労働省、都道府県衛生管理課、保健所等で薬剤師枠で採用があります。

⑦学術：メーカーの自社製品を中心に医師・MRからの問い合わせに対応します。主に電話やメールで対応することが多く問題解決能力が必須です。

⑧研究：メーカーで新薬として世に送りだされるのはおよそ12000分の1とも言われ、英語の論文を読むことは必須です。薬剤師の免許はマスト条件ではありませんが、自分が作った薬が世界の人のためになるなんて素敵ですよね。

⑨管理薬剤師：企業で医薬品を取り扱う場合に、「医薬品、医療機器等の品質、有効性及び安全性の確保等に関する法律」（薬機法）に基づいた医薬品の販売管理や品質管理をします。

⑩ＣＲＣ（Clinical Research Coordinator の略・治験コーディネーター）：医療機関で治験のサポートを実施します。実務上、医療の知識や医療機関の仕組みを理解していなければなりません。そのため、看護師、薬剤師、臨床検査技師の方がＣＲＣ業務を担当することが多くあります。

⑪ＭＳ（Marketing Specialist の略・医薬品卸営業担当者）：「医療用医薬品」と「一般用医薬品（ＯＴＣ医薬品）」の流通と情報提供を担います。医療機関や調剤薬局に対して、自社が取り扱う医療品・医薬品を安定的に供給することが主な役割となるため、価格の交渉及び決定も行います。薬剤師の免許はマスト条件ではありません。

⑫生産管理・品質管理：会社や工場などの現場にて、チームのリーダーや責任者的存在として製品の生産に関する進捗管理を行ったり、品質に落ち度がなく一定であるか管理したりする仕事です。薬剤師の免許はマスト条件ではありません。

⑬総合商社での営業：医薬品原料や医薬品製剤の輸入・調達。薬剤師の免許はマスト条件ではありません。

⑭臨床開発：治験を担当し、病院から回収した臨床データを試験結果として論文にまとめ、厚生労働省等に申請する。この職種は多岐にわたります。試験の初期段階から、進行中、終了し申請までの間に、様々な部門をつなぐハブの役割があり、数多くの部署とコミュ

ニケーションを取ります。⑮から⑳の方々とチームで協働して治験を遂行します。

⑮ＰＭ（Project Management の略・プロジェクトマネジメント）：製品で利益を出すために人員管理や予算管理、ステークホルダーとの調整や進行管理を行います。

⑯ＣＲＡ（Clinical Research Associate の略・臨床開発モニター）：治験を行う医療機関と治験責任医師の選定、実施依頼・契約手続き、モニタリング業務（医療機関を訪問し、治験がプロトコール通りに行われているかチェックします）、報告書の作成、終了手続きの流れで進められます。

⑰ＤＭ（Data Management の略・データマネジメント）：ＣＲＡが回収した症例報告書の内容をデータベースへ入力し、情報の整合性を取り、統計解析にかけられるようにデータ化します。

⑱ＢＳ（Biostatistics の略・統計解析）：ＤＭが完成させたデータを基に、生物統計学の手法を使って分析し、有効性や安全性を証明します。

⑲メディカルライティング：膨大な試験結果をまとめ、承認申請資料を作成します。

⑳ＱＣ（Quality Control の略・品質管理）やＱＡ（Quality Assurance の略・監査）：治験にＧＣＰ（Good Clinical Practice の略・医薬品の臨床試験の実施の基準に関する省令）違反がないかどうかを確認します。

⑭から⑳は薬剤師の免許はマスト条件ではありません。

現場に近い場所で薬の開発がしたい方には最適です。是非自分の力で新たな医薬品を世に出してください。期待しております。

先日海外の航空会社で活躍するCAさんにお会いしました。なんと薬剤師さんでMRを経験されて現在CA。出会いも奇跡。コロナの影響で飛行機が飛ばず無給に。マレーシア在住から日本に帰ってこられたようでした。私は9月のある日、東京駅近くの東京都コロナワクチン副反応相談センターの薬剤師電話オペレーターとして、17時から9時まで座席番号36で夜勤担当をしていました。朝の交代の時に私の席にその日の日勤担当として座られたのが彼女でした。

それからお話しするようになり、こんなことを仰っていました。やはり最後に頼りになるのは手に職の薬剤師だと。この信用貯蓄があるから小さい頃からの夢であったCAをやれているんだと。いざとなったら薬剤師として働けますもんね。笑顔が素敵で理路整然と話をされ、超前向きな思考回路で気持ちがいい方。逞しい生き方ができるのも薬剤師のおかげだと。

「ドラゴン桜」の名ゼリフ「バカとブスこそ、東大へ行け！」この言葉を借りるなら「やりたいことがないなら、自分に能力がないと思うなら、薬剤師の国家試験は何としても合格しとけ！」たとえ将来、薬剤師として働いていなくても、名刺代わりになるし最高の宝物となるよ!! 東京ベイカレッジでは、薬剤師の資格があると、理容美容専門学校で夢に向かって頑張っている学生に、衛生管理の試験科目の講義もできますので私は楽しんでいます。また一般財団法人日本産業技能教習協会では、有機溶剤作業主任者、特定化学物質及び四アルキル鉛等作業主任者や石綿作業主任者の取得が必要な方へ、健康障害及びその予防措置に関する知識の講習科目を担当しております。顔晴れ。今私は、原価ゼロで口だけで好きなことを言って仕事をしております。

言葉の定義

言葉の定義を押さえておきましょう。

薬生安発0608第1号平成29年6月8日に厚生労働省医薬・生活衛生局安全対策課長名で各都道府県衛生主管部（局）長宛に出された、「医療用医薬品の添付文書等の記載要領の留意事項について」に以下のように記載されています。

9．特定の背景を有する患者に関する注意

（5）「9・7 小児等」の記載に当たって、新生児、乳児、幼児又は小児とはおおよそ以下を目安とする。ただし、具体的な年齢が明確な場合は「○歳未満」、「○歳以上、○歳未満」等と併記すること。なお、これ以外の年齢や体重による区分を用いても差し支えないこと。①新生児とは、出生後4週未満の児とする。②乳児とは、生後4週以上、1歳未満の児とする。③幼児とは、1歳以上、7歳未満の児とする。④小児とは、7歳以上、15歳未満の児とする。（6）「9・8 高齢者」の記載に当たって、高齢者とは65歳以上を目安とし、必要に応じて75歳以上の年齢区分に関する情報も記載すること。ただし、記載に当たって具体的な年齢が明確な場合は「○歳以上」と併記すること。なお、これ以外の年齢区分を用いても差し支えないこと。

OTC医薬品を選ぶ場合、以下の年齢区分を知っておきましょう。

大人用（成人）の薬とは、15歳以上です。15歳未満の場合は、小児用やジュニアなどと記載された薬を選ぶ必要があります。

新生児は出生後4週未満。乳児は生後4週以上、1歳未満。幼児は1歳以上、7歳未満。小児は7歳以上、15歳未満。高齢者は65歳以上。

身長や体重が成人並みであったとしても、代謝や排泄機能に関わる臓器が大人並みに成長する目安が15歳とされています。特に薬を分解して体外へ出すための肝臓や腎臓の機能が十分ではないため、副作用が出やすく、薬の影響を受けやすい脳も未発達です。このことから用法用量を守って自己責任で服用する必要があります。

ある製薬会社の薬用育毛剤は20歳以上と記載されています。この理由は成人には臨床試験で効能効果や安全性が確認されていますが、10代の未成年に対してはまだ臨床実験がされていないからです。ミノキシジルは長期間使用するのが前提の外用薬になりますから、長期使用によって体の発達にミノキシジルがどのような影響を及ぼすかもわかっていないため、未成年の使用は禁止となっています。

医療用医薬品と一般用医薬品の違い

スイッチOTCで医療用医薬品と全く同じ成分でも効能効果の記載が違います。スイッチOTCとは、従来は医療用医薬品として用いられていたものを、一般用医薬品（OTC医薬品）として販売できるように転用された医薬品を指します。

医療用医薬品の添付文書には、医師の診断・治療による疾患名が記載されています。例としては、胃潰瘍、十二指腸潰瘍、胃炎、急性上気道炎等です。

一般用医薬品には、一般の人が自ら判断できる症状が記載されています。例としては、胃痛、胸やけ、もたれ、むかつき、悪寒・発熱時の解熱等です。

一般用医薬品の分類

以下のようにリスクで分類されています。1類は薬剤師しか販売できませんが2類・3類は登録販売者で販売が可能です。

第1類医薬品（特にリスクが高いもの）：一般用医薬品としての使用経験が少ないなど安全性上特に注意を要する成分を含むものです。

第2類医薬品（リスクが比較的高いもの）：まれに入院相当以上の健康被害が生じる可能性がある成分を含むものです。

第3類医薬品（リスクが比較的低いもの）：日常生活に支障を来す程度ではないが、身体の変調・不調が起こるおそれがある成分を含むものです。

誤解されがちなのは、リスクが高い1類の方がよく効くと思っていらっしゃる方がいますが、必ずしもそうではありません。リスクが低い＝安全性が高くて、よく効く薬は2類や3類に分類されています。

かかりつけ薬剤師として選ばれるポイントとは？

立地等様々ありますが、私は以下の3点がマスト条件だと考えます。

①薬のプロフェッショナルであること。薬（ＯＴＣ医薬品を含む）のことなら何でも相談できること。つまり知識が豊富であること。一言でいうなら「すごい」と思われること。

②医療もサービス業であり薬剤師の前に人として第一印象が良く愛想がいいこと。一言でいうなら「すてき」と思われること。

③聞きたい時に聞けて親身になって答えてくれること。一言でいうなら「ありがたい」と思われること。

他にもいろいろありますが、まずはこの3点がクリアーできなければ指名はしたくないですよね。

店舗販売業（薬店）と薬局はどこが違うのでしょうか？

保健所への許可申請の届出書の中身が違うんですね。

薬局は、必ず薬剤師が常駐しなければいけませんので必ず薬剤師がいるのです。

そもそも店舗販売業は、薬剤師を置かなくてもよいのです。１類以外は登録販売者で売れますので商売は成り立つのです。1類の医薬品を売る場合は薬剤師が必要ですが、営業時間の50％以上いればいいので常勤していなくてもいいのです。薬剤師が不在の場合はその場にあっても販売することはできません。

大手ドラッグストアでは、薬剤師がいなくてお客様が第1類医薬品が買えない場合には、クーポン券を発行してくれて次回値引きで使えますので他社に浮気されないようにしているんですね。今すぐ飲む必要がない常備薬の購入の場合ならクーポン券は嬉しいですね。

医薬品はネットで購入できますか？

要指導医薬品以外の全ての医薬品は、インターネットで購入できます。いい時代になりましたね。

要指導医薬品（医療用から一般用に移行して間もなく、一般用としてリスクが確定していない薬であり、効き目が良い悪いは関係ありません）は、薬剤師が対面で情報提供・指導して販売します。

タンパク質は様々な名前で売られています

相変わらずの人気で各社様々な呼び名で商品を展開しています。

プロテイン、ペプチド、タンパク質、アミノ酸、最近ではBCAAとかHMBとも呼ばれていますね。アミノ酸研究の第一人者の教授から直接お聞きした話では、昔は豚の汗のにおいがして臭くて飲めなかったようです。今ではマスキングされ全く臭くなく飲むことができますね。オリンピック選手も当たり前に飲む時代になり、ボクサーも減量するのに、または免疫量をアップさせたり、介護いらずの人生を送るためにもアミノ酸は欠かせないようです。

漢方とは

江戸時代の後期になるとオランダの医学が蘭方医学として日本に伝来しました。この時に、蘭方医学と区別するために、日本の伝統医学として「漢方」と呼ぶようになったのです。漢方薬とは生薬とよばれる植物や動物、鉱物などを2種類以上組み合わせて作られたもの。田中角栄元首相の時代、日中国交正常化が実現する（1972年）とともに、「漢方を医薬品として見直しましょう」という動きが少しずつ活発になっていって、通常医療に組み込まれるまでになり、現在では医学部でも漢方の授業が必須となっています。

1993年、東京の大学病院にも「現代医学のなかで漢方治療をより良く生かす」を理念として漢方クリニックが開設されました。そこでは西洋医学に加え漢方を専門に研修した医師より、脈診・舌診・腹診など漢方医学の伝統的な診療方法に基づいて、個々の患者さんに最も適した伝統的な漢方薬による治療を行っています。服用の簡便なエキス剤が主ですが、伝統的な煎じ薬を出すこともあります、と大学のＨＰに記載されています。

漢方のエキス剤とは、インスタントコーヒーのようなものでそのまま手軽に飲むことができます。本格的なおいしいコーヒーを飲みにコーヒー専門店に入って、インスタントコーヒーが出てきたらどうでしょう？　やはり豆を焙煎して香りも味も違う本格的なコーヒーを味わいたい人にはインスタントコーヒーは物足りないですよね。漢方薬も同じで本格的な漢方薬は家で手間暇かけて煮だして飲むのです。その時に出る漢方独特の香りも楽しんで頂きたいですね。

草や根や果実等を煎じた漢方薬より医療用医薬品の方が効くと思っている方が多いのでは？

家で生やしているだけで逮捕される草があります。

なぜ？　ものすごい影響が体にあるからです。大麻はただの草ですが栽培していただけで大麻取締法違反で逮捕されるんです。睡眠薬や１錠何万円もする薬をたとえ１００錠持っていたとしても逮捕はされません。ただの草にこれほど躍起になって撲滅しようとしていることを鑑みると、漢方薬も侮れなくて証（表裏、寒熱、実虚）をしっかり見極めれば、西洋薬より効果がある場合もあるんです。

面白いのは、腸の蠕動運動が弱いから便秘、腸の蠕動運動が激しいから下痢になりますが、腸の蠕動運動を整えるには原因を気血水と言われている気を流してやるのか、体の中を流れる色のついた液体を流してやるのか、水分代謝をよくしてやるのかで検討すると、下痢の方も便秘の方も同じ漢方薬が出る場合もあるんですよ。

是非一度本格的な漢方薬を煎じて飲んでみてください。特に慢性疾患や免疫向上にびっくりするくらい効果がありますよ。

薬あるある

ドラッグストアで見かける薬用酒はお酒なの？

「薬用酒」は第2類医薬品ですが、アルコール分が含まれていますのでお酒でもあるんです。用法・用量をお守りの上、服用して頂ければ検出される量ではありません。

飲酒運転で捕まるの？

たとえ医薬品であっても、アルコールを飲んで車両を運転する行為は禁止です。

呼気1リットル中アルコール濃度が0・15mg以上検出されれば、違反点数が付加される行政上の責任や、罰金・罰則などの刑事的な処罰が下されます。飲酒運転は法律で禁じられていますので、運転前の服用はお控えください。

知らない人はいないくらいの長寿な大ベストセラー商品の薬用酒は、どのドラッグストアに行っても置いてない店はないぐらいの商品ですね。実は400年前から作られていたってご存じでしたか？　言い方は悪いですが人体実験は相当していますので安心して飲めますよね。

添付文書には、次の場合の滋養強壮：胃腸虚弱、食欲不振、血色不良、冷え性、肉体疲労、虚弱体質、病中病後と書かれています。私は熱いお湯で割って飲んで養生しています。

高校生が医薬品のたばこを吸っていました。補導の対象になるのでしょうか？

未成年者の喫煙は、「未成年者喫煙禁止法」という法律で禁止されています。また、喫煙したり、喫煙する目的でたばこやライター等を持っていたりすると、補導の対象になりますが、この医薬品の場合はどうなのでしょう？　この医薬品は第2類医薬品で添付文書の効能・効果の欄に、せき・たんと書かれています。特徴としては、吸引し、咳を鎮め痰を出やすくする薬です。用法・用量としては、先端に点火して煙を吸引します。1回1または2本、1日10本まで。煙中に、ニコチンとタールをわずかに含みますので、喫煙習慣のない人や20歳未満の人はこの薬を使えません。ですから補導の対象となります。

くすりは逆から読むとリスクと読めます。利点ばかりではなく、副作用がつきもので、害にもなり得ます。リスクの無い薬なんてこの世に存在しないのです。リスクよりベネフィットの方が勝る場合は服用します。頭が痛い、歯が痛い、生理痛がひどい場合、少々胃が荒れても痛みを取った方が快適に生活できます。がん細胞が小さくなるなら少々気持ち悪くなっても命には代えられませんよね。

風邪・胃腸炎の「3症状チェック」について

（JACDS版受診勧奨ガイドライン　第1版：2022年8月1日制定より）

薬局・ドラッグストアで対応できる風邪やウイルス性胃腸炎なのか、それとも医療機関での対応が必要な別の疾患なのかを判断するツールが「3症状チェック」です。レッドフラッグサインの基礎として、3症状チェックを日常的に行うことが重要です。

【風邪の3症状チェック】

①咳症状（咳・痰）、②鼻症状（鼻汁・鼻づまり）、③喉症状（咽頭痛・イガイガ感）の3つが、急性に、同時に、同程度みられれば典型的な風邪といえます。

「同時」とは、3症状がある瞬間から同時に出るということではなく、1日程度の経過のなかで症状が出揃うことをいいます。

特に鼻症状があれば、重篤な疾患の可能性は低くなります。

風邪による喉症状（咽頭痛）は原則、嚥下時痛です。「物を食べたりつばを飲み込んだりすると痛いか？」という質問に違うと答えた場合、咽頭痛（＝咽喉頭の感染）とは考えません。

「嚥下時ではなく咳をしたときに痛い」と答えた場合は、咽頭痛ではなく咳症状が強いと考えましょう。

鼻症状（鼻汁）はないが痰がよく出るという場合、痰ではなく鼻汁が喉の奥に流れ込んでいる（後鼻漏）ことがよくみられます。「飲み込みたくなる感じの痰か？」「喉に引っかかってしまうがない感じか？」と聞き、当てはまる場合は痰ではなく後鼻漏による鼻汁と考えます。

【胃腸炎の3症状チェック】

①吐き気・嘔吐、②腹痛、③下痢（水様便）の3つが、急性に、同時に、同程度みられればウイルス性胃腸炎といえます。

「同時」の意味は風邪の3症状チェックと同じです。

特に頻回の水様の下痢があればウイルス性胃腸炎の可能性が高くなります。

風邪薬（総合感冒薬）とは？

くしゃみ、鼻水、鼻づまり、咳、痰、喉の痛み、発熱、悪寒、頭痛、関節痛、筋肉痛の11の諸症状の緩和を目的としています。風邪そのものを治してくれる薬ではありません。

家で常備薬として購入される場合は4種類を使い分けるとよく効きます。

① 熱や頭痛や節々の痛みしかない場合は解熱鎮痛剤

② 咳や痰、喉の痛みしかない場合は鎮咳去痰薬

③ くしゃみ、鼻水、鼻づまりしかない場合は（アレルギー性）鼻炎薬

④ 総合感冒薬

①と②は、一緒に服用できます（風邪の症状で鼻水や鼻づまりがない場合）。

①と③も、一緒に服用できます（風邪の症状で咳や痰がない場合）。

②と③は、抗ヒスタミンが両方に入っているために、一緒に服用できませんので④を使います。ポイントとしては、いかに早く飲めるかです。

自分の体調は自分が一番よく理解していますので「あっ、これは熱が出る予兆だ」「これは昼から鼻水が出るかも」「これは……」といったバイタルサインから①か②か③の組み合わせを選択されるといいでしょう。

全ての症状がまんべんなくある場合は④を選択します。

朝喉が痛い時、鼻づまりで口呼吸が原因の場合には、寝る前に点鼻薬を使用して鼻づまりを取って寝ると良いでしょう。

風邪の諸症状がある場合、まずは④の総合感冒薬を服用して4時間から6時間後に優先順位を考えます。熱が一番しんどかったら①の解熱鎮痛剤を、咳や痰がひどければ②の鎮咳去痰薬を、鼻水や鼻づまりが一番取りたい症状であれば③の鼻炎薬と点鼻薬といったように自己責任にはなりますが用法・用量を守った上でチョイスして頂ければ切れ味良く効果が出ますのでおすすめです。

薬の使用期限について

病院で処方された薬を全部飲み切る前に症状が良くなったため、薬が余ってしまっている方もいらっしゃるのではないでしょうか？

一般的に薬の使用期限は、内服薬は3年、漢方薬は5年の使用期限のものが多いです。しかし、これは薬の箱を開けていない場合において、光や温度、湿度が管理された状態での使用期限です。保管状態によっては、使用期限が残っていても有効成分が減っている場合や品質が変化している場合もあるため、長い間置きっぱなしになっている薬やいつ処方されたかわからない薬は処分することをおすすめします。

是非、お薬で困ったことがあったら、かかりつけの薬局や薬剤師さんに相談してくださいね。もし定期的に服用している処方薬で余っているお薬があれば、経済的にもプラスになりますので残薬調整してもらうこともおすすめします。


病院で処方される薬はその期間内に飲み終えるという前提で処方されています。特に、抗生物質などは症状が良くなっても自己判断で飲むのをやめないで、処方された期間しっかり飲みきりましょう。病院で処方された薬を次に同じ症状が出たら飲めるように保管しておく方も多いですが、同じ症状でも異なる病気の場合があるため、その都度、かかりつけ医に診てもらうことが大切です。

慶應義塾大学病院医療・健康サイトKOMPASでは、

Q　お薬にも有効期限はありますか？

A　処方されたお薬に有効期限が明記されている場合、期限が切れたときは使用しないでください。通常処方されたお薬は現在の患者さんの処方日数を有効期限とします。お薬にもよりますが錠剤は1年、薬剤部で分包した散剤は3ヶ月、開封した保存剤入りの点眼剤は1ヶ月が目安です。

と書かれています。

ワクチンとは？

同じ病気に2度はかかりたくないですよね。そんな発想で、人工的に作り出されたのがワクチンです。ウイルスや細菌などの病原体自体または、病原体をもとに作ったワクチンを接種することでその病原体に対する免疫が誘導されます。ワクチンは予防のために接種するものであって、感染してから使う治療薬ではありません。

具体的には、

- **生ワクチン**：生ワクチンといって、希釈用ドリンクで例えるなら濃い原液ではなく薄めて体に害がないようにしたワクチンのことです。高い免疫力がつくことが期待されますが、体調が悪かったり免疫が落ちていると、通常は軽度で済む場合が多い副反応がその病気にかかったような症状が出る場合があります。代表的なワクチンとしては、ロタウイルスワクチン、ＭＲワクチン（Ｍ：麻疹（はしか）、Ｒ：風疹）、水痘（水ぼうそう）ワクチン、ＢＣＧ（結核）ワクチン、ムンプス（おたふくかぜ）ワクチンなどがあります。

・**不活化ワクチン、組換えタンパクワクチン**：感染力がなくなった病原体や、そのタンパク質からできています。1回の接種だけでは不十分なので一般的に複数回の接種が必要です。代表的なワクチンとしては、ＤＰＴ-ＩＰＶ：四種混合ワクチン（Ｄ：ジフテリア・Ｐ：百日ぜき・Ｔ：破傷風・ＩＰＶ：不活化ポリオ）、ＤＴ：二種混合ワクチン（Ｄ：ジフテリア・Ｔ：破傷風）、日本脳炎ワクチン、インフルエンザワクチン、Ｂ型肝炎ワクチン、肺炎球菌ワクチン、ヒトパピローマウイルスワクチンなどがあります。

・**ｍＲＮＡ（メッセンジャーＲＮＡ）ワクチン、ＤＮＡワクチン、ウイルスベクターワクチン**：ウイルスのタンパク質の遺伝子情報を接種します。その遺伝子情報をもとに、体内でタンパク質を作り、それに対する抗体が作られます。

新型コロナワクチンでは、十分な免疫効果が現れるのが2回目を接種してから14日以降となっています。また、ワクチンを2回接種した場合の有効率は約70％から95％と報告されており、100％の発症予防効果が得られるわけではありません。

厚生労働省のHPによると、イスラエルで実施された、製造メーカーのワクチンの接種後の情報を集めた研究では、3回目接種をした場合における入院予防効果は93％、重症化予防効果は92％、死亡に対する予防効果は81％であったと報告されています。

基礎疾患（持病）の定義とは？

以下の病気や状態の方で、通院・入院している方

○慢性の呼吸器の病気
○慢性の心臓病（高血圧を含む）
○慢性の腎臓病
○慢性の肝臓病（肝硬変等）
○インスリンや飲み薬で治療中の糖尿病又は他の病気を併発している糖尿病
○血液の病気（ただし、鉄欠乏性貧血を除く）
○免疫の機能が低下する病気（治療や緩和ケアを受けている悪性腫瘍を含む）
○ステロイドなど、免疫の機能を低下させる治療を受けている

○免疫の異常に伴う神経疾患や神経筋疾患
○神経疾患や神経筋疾患が原因で身体の機能が衰えた状態（呼吸障害等）
○染色体異常
○重症心身障害（重度の肢体不自由と重度の知的障害とが重複した状態）
○睡眠時無呼吸症候群
○重い精神疾患（精神疾患の治療のため入院している、精神障害者保健福祉手帳を所持している、又は自立支援医療（精神通院医療）で「重度かつ継続」に該当する場合）や知的障害（療育手帳を所持している場合）
○基準（ＢＭＩ30以上）を満たす肥満の方

現状では、２０２１年7月中旬に、「抗体カクテル療法」の薬が軽症患者用の治療薬として初めて承認されましたが、点滴での投与が必要ですので手軽に誰でも、といった感じではありません。

細胞に侵入したウイルスの増殖を抑える飲み薬がいよいよ世に出てきましたので、インフルエンザと同じように体調の悪さを自覚したら近くのクリニックで処方してもらえるようになります。

わずか127gで日本の全人口分がまかなえる夢のワクチン。日本発で、副反応が起こりにくく、変異株に対しても効果が弱まりにくいワクチン。自己増殖型mRNAワクチン（レプリコンワクチン）の登場も待ち遠しいですね。

そうなればwithコロナからpartiallyコロナへ。常在菌のようにもう体の一部ですね。体の表面の皮膚にはアクネ菌やブドウ球菌、大腸には大腸菌、口の中には2000億個くらいの細菌が住み着いているともいわれています。このように様々な細菌が、バランスを取りながら通常は悪さをしない「常在菌」として存在しています。常在菌は新たに侵入してくる細菌がそこで増えて悪さをしないように防いでくれているのです。

地球誕生以来46億年と言われていますが、朝が来なかった日は一度もないのです。改めてコロナでお亡くなりになった方のご冥福を祈ると共に、コロナを恐れずにすむ未来が来ることを祈ります。日々努力されている医療人の方々、研究に全精力をかけてくださっている方々に心より感謝致します。改めて自分でも何かお役に立てることがあるのではと思い筆を進めています。ありがとう。顔晴ろう。

第三章　社会に出るということ

採用面接は1秒で決まる

一部上場企業の採用責任者として、またキャリアコンサルタントとしてこれまで2000人以上の学生を面接してきました。今だから話せますが採用面接は1秒で決めていました。なんだかんだと言いますが担当者の好き好きで決めているのです。人はそういう動物なのです。

あるコンサルティングファームでは、人間を「完全合理的な経済人」ではなく「限定合理的な感情人」であると定義しています。つまり人はいつも合理的に自分の利益だけを考えて損得勘定だけで判断するのではなく、合理的に判断する時もあるが、感情的に物事を決定し行動するのが人なのですと言っています。

この考え方は、心理学の視座を取り入れた経済学といわれる行動経済学の第一人者でノーベル経済学賞を受賞した教授の理論に基づいています。人は〝勘定〟ではなく、〝感情〟で動く動物なのですね。もし損得勘定だけで判断するなら震災が起きた時に、会社を休んでまで被災地にボランティアに駆けつけるなどということはしないのではないでしょうか。

面接は第一印象でほぼ決めていました。その後の持ち時間で自分の判断が正しいのかどうかを確信に変える質問をしていました。たった30分ほどの面接時間で第一印象が悪いと逆転はほぼ無理です。逆に第一印象が非常に良いと高確率で合格になるのです。最低限プラスマイナスゼロ、可もなく不可もない状態で口頭試問に入っていきたいですね。

次の方どうぞと言われて、返事で全てが決まります。

ハイの声

声には色があるのをご存じですか?

意識をせず返事をすると人は黒や茶やどどめ色のトーンになります。

逆に明るく爽やかな声を出そうと意識するとスカイブルーのトーンになります。

声は小さくても優しさや温かさを伝えようとするとピンク色のトーンになります。

皆さんが採用責任者だったら、どんな学生が欲しいですか。

元気な学生が欲しければ元気な色、赤やオレンジ色の声。

爽やかなすがすがしい学生が欲しければ、スカイブルーや黄色の声。

真面目で穏やかな学生が欲しければ、白色の声。

やる気がなくてだるそうで、覇気のない声は何色ですか？　そう黒系の声ですね。

声は波です。波の性質を知って声の色や大きさも意識することで第一印象が変わります。

内容の前に見た目です。見た目も大切ですが面接では第一声が何より大切です。決して大きな声を出す必要はありませんが、小さい声でぼそぼそと話していては元気もやる気も情熱も伝わりません。中学高校の頃、友達から「よっちゃんのお姉ちゃん、綺麗な声だね」とよく言われていましたが、私には姉も妹もいません。電話に出ていたのは母でした。どんなに親子喧嘩をしていても、電話がなると、「はい、お待たせ致しました。石原美容室でございます」と、今思うと別人のようにスカイブルーの声で答えていました。お客様への第一印象としては、尊敬に値します。父との口げんかに、あまりにもエキサイトして機関銃のように喋りまくっていた時は、お客様から電話がないかな?と子供心に思っていました。

人がコミュニケーション（面接）において影響を与える割合として有名な法則があります。

メラビアンの法則とは、１９７１年にアメリカで提唱された概念で、話し手が聞き手に与える影響について、「視覚情報」「聴覚情報」「言語情報」それぞれの観点から数値化したものです。

見た目や表情、しぐさや視線といった視覚情報が55％。声のトーンや大きさや速さの聴覚情報が38％。話の内容や尊敬語や謙譲語といった言語情報が7％。つまり第一印象は見た目で決まるということです。ノンバーバルの情報が93％も支配しますので、ここは意識的にコントロールしましょう。

皆さんも初めてお会いする人をどこで判断するかはやはり見た目から入りますよね。その次にどんな声をしているのかなと気になって、共通の趣味はあるかなとか話の内容に入って次にまた会おうとなるはずです。初めて会う人の見た目より先にいきなり性格がわかる人はいませんよね。まずは見た目で自分のストライクゾーンに入っていることが大切ですよね。

たとえ他人から見たらデッドボールでも自分が好きならいいのです。見た目で気に入ったら次は声をかけてデートに誘って趣味や人柄が合えば付き合いたいということになると思います。

面接もこのプロセスをたどります。見た目で面接官に好かれなくても嫌われないこと。次に黒い声を出さず爽やかな色をイメージして声を出し、聞こえる声で手振り身振りを交えたり頷いたり。最後の決め手はやはりバーバル情報、話す内容です。自分が遜って相手を敬う謙譲語が使えるかも加点ポイントですね。

極秘情報ですが、最後の自己アピールはアイメッセージで表現しながら日常の些細なことへの感謝「ありがとう」のストーリーが入るといいですね。一般社団法人開華CPE代表理事の村松大輔先生は「せいでおかげ」を小中高の面接必勝法として教えています。

小さい頃は貧乏のせいで、靴下も穴があいたら縫ってはかされて恥ずかしかったし、畑でとれる野菜ばかり食べてレストランに行ったことがなかった。そのおかげでものを大切にする習慣がついて、どんな料理もおいしく感じて苦労している人の気持ちにも寄り添えるし、今では貧乏だった幼少時代に感謝しています。

と表現できれば大成功。

第一印象をよくする手段も伝えておきます。
①挨拶は明るく、いつも、先に、続けて。
②態度は、背筋を伸ばし立っているときは、ポケットに手を入れたり後ろで手は組まず、椅子には浅く腰掛け背もたれにはもたれず謙虚に。
③表情は口角をあげて笑顔で。
④身嗜みは、視点が大切。おしゃれはプライベートなので自分の視点でＯＫですが、面接は視点は他者です。ご両親に聞いたりチューターの先生やゼミや研究室の先生にア

ドバイスを受けるのが一番です。なぜなら面接官も先生と同年代の方が多いからです。

⑤言葉遣いは大切で、丁寧語、尊敬語より日本の美学である自分が遜って相手を敬う謙譲語が多用できると好感度アップです。こっちでやるよと言われるよりこちらで承ります、と言われた方が気持ちいいですよね。

コンピテンシー面接

些細なことでもいいので学生時代にPDCAを回した経験があるかを聞かれる面接です。これは嘘はつけません。担当者も訓練を受けていますのでいつどこで誰と、と矢継ぎ早に質問が来ますので矛盾点を突っ込まれます。質問としては学生時代に些細な事でもいいのでこれを成し遂げたといった経験はありますか？と聞かれます。勉強ばかりしていたでもいいし、ボランティア活動に力を入れていたでもいいし、アルバイトの話でもサークル活動の話でも何でも大丈夫です。

例えばA君の場合、〇〇大学陸上部で主将を務め、4年の時に〇〇駅伝で優勝しました。「それはすごいですね。優勝するために、主将としてどんなことをされましたか？」と尋ねられたとします。「はい。監督の作ったメニューに沿って、監督が言われる通りにしました」と返答したとしたら、これでは全くPDCAが回っていなくてたまたま体力があったので優勝しただけで、自分で何かを考えやってみて改善したという経験がないということになります。つまりＰＤＣＡを回した経験がないと捉えられてしまいます。

例えばＢ君の場合、夕方から朝まで営業の居酒屋でアルバイトをしていました。その時余った刺身や残った串カツや焼き鳥を捨てるのはもったいないとずっと思っていました。ある時店長に昼食の時間だけでもオープンして廃棄する食材を安く提供したいのですがどうですかと提案しました。料理も好きだったのでレシピも考えて相談したところ、まずはやってみようという事になりました。昼を営業したら廃棄ロスが利益になって店舗利益が改善されました。

その成功でチェーン店だったので他店舗も昼の営業を始めたところ、会社の利益も改善されました。これはすごいですね。きっと社会人になってもＰＤＣＡが高確率で回るだろうと予測されますので、企業はＢ君に高得点をつけることとなります。Ａ君は見た目もよく体力もあり表面上はいいのですが、ＰＤＣＡを回した経験がありません。

学生時代に、些細なことでもＰＤＣＡを回した経験のある学生を採用することでビジネスでも即戦力となり得ます。返事待ちや指示待ちの社員より問題解決能力の高い、当事者意識の高い即戦力となる人材をコンピテンシー面接により選んでいるのです。

目の前の課題に向き合って、もがいて挫折してそこから這い上がった経験はきっと宝物となって行きたい企業の合格という結果で返って来ると確信をもっています。顔晴れ。

魔法の予防接種・OUTPUT思考

今後知識を増やして、それを活用して楽しく前向きに生き抜くためには、魔法という予防接種（エビデンスに裏付けられた法則）を打つことです。つまり知識というinputに留まらずそれを活用するoutputに変換させるプロセスを、事前に魔法の予防接種を打つことでスムーズに変換させることです。人生で大いなる自由を獲得したい皆さんに魔法のプロセスを紹介します。

Inputとは入力、外部の情報を内部に取り込むこと。人間に置き換えると授業を聞いたり、読書をしたり、ニュースを見たり、体験したりして知識を得ます。これをinputといいます。

Outputとは出力、取り組んだ情報を外部に出すこと。人間に置き換えると授業で聞いたことをノートに書いたり、読書をして得た内容を他人に話したり、ニュースで見た情報で行動したりして言語化することをoutputといいます。つまり基本的には、書く・話す・行動すること全てをoutputといいます。日常でいつも漠然とした考えを言語化すること、いつもoutputを意識することで自然と自己成長につながり自由を獲得できるのです。

自己満足という input から現実を変えて自己成長する output に変換すれば良いのです。知っているだけではダメなんです。output しない限り相手には伝わらないのです。報連相もメモを取ることも、行動することも output です。

昭和の時代は上司の言われたことを返事はハイでやる input 人材が活躍しました。令和の時代は、スマホの時代と仰っている経営者もいます。ＡＩの時代では、創造性豊かに、新しいアイデアを立案できる output 人材が活躍する時代と言われています。この output 人材になるには私はＩＯＦＡを回すことだと考えています。Ｉとは input、Ｏとは output、Ｆとは feedback、Ａは action です。

最適な復習のタイミングとは、ある研究結果では今日勉強したなら、１回目は１〜２日後に復習し、２回目は７日後、３回目は16日後、４回目は35日後という形で復習することが、記憶を強力に脳に刻むのに効果的だと示しています。

ドイツの心理学者であるエビングハウスの忘却曲線では、20分後に42％忘れて、１時間後には56％忘れて、１日後には74％忘れるとも言われています。

カナダのある大学の研究結果では、学習後24時間以内に10分間の復習をすると、１００％記憶が戻ります。そして、次の復習を１週間以内に行うと５分で記憶がよみがえります。さらに、１ヶ月以内に復習すれば、２〜４分で記憶がよみがえります。

上記を踏まえるとその日に1科目たった10分復習すれば1週間後に5分、2週間後に5分で進級可能性が高まりますが、全く復習をしないと大変な労力をかけなければなりません。その日に10分、7日後5分、14日後5分で進級間違いなしです。10・5・5の法則です。勉強が苦手な学生ほどこの法則でまずはやってみましょう。必ず結果はでます。私が講義をしている大学の学生には、進級したければ次の3つを約束してもらっています。

①遅刻早退をしない。②誰よりもノートをとる（output）。③わからない所はその日中に友達に聞くか担当教授に質問する。

この3つを実施して留年したなら私が学部長に、教える側にも半分問題があるのでは？と直談判してあげるので頑晴れと伝えています。大学の入学試験に合格して薬学部に入学させたのならきっちり6年で卒業させて、国家試験に合格させる役割が大学にはあるのです。しかし学生としての義務を果たさずに権利の主張ばかりされても困るので、この3つを確実に実行したら私の進退をかけて学部長に掛け合って進級させてもらいますから頑晴れと伝えています。実際はそんな権限は全く私にはないのですが、勉強が苦手でも夢に向かって頑晴っている学生が大好きで私はそういう学生の味方ですから。学生に本気で伝えるので学生も本気で応えてくれて、過去15年間この条件をクリアーして留年した学生は一人もいません。自信をもっております。

頑張っているのに成果が出ないのはこの法則に逆行している場合です。

先生に聞くのは行動ですのでアウトプット、友達に聞くのも行動ですのでアウトプット、ノートを取るのもアウトプット、報連相もアウトプットです。アウトプットを意識すればいいのです。

社員研修で半年後や1年後のなりたい姿を決めてもらう時があります。なりたい姿が決まったら次はアクションプラン（計画）を立てます。なぜアクションプランを立てるのか？なりたい姿に最短最適に行き着くためにです。オンタイムに進んでいるのか遅れているのか早めに進んでいるのかが自己理解できるのも、アクションプランを立てる利点です。

ここでアクションプラン（計画）を立てる時によく使われるSMARTの法則を伝えます。

Sはspecific：具体的に、5W2Hを使って定性表現から定量表現に。Mはmeasurable：数字を使って測定可能に。Aはachievable：少し背伸びした目標で、達成可能に。Rはrelevant：組織ミッションに関連性を持たせて。Tはtime-bound：納期はしっかり決めて、いつまでに。例えば、店頭でお茶出しのサービスを笑顔で一生懸命に実施する、ではいつまでたっても目標は達成しません。午後のピーク時に店頭で（具体的ですね）、お茶のコップを昨日より1個多く（測定可能でまた達成可能ですね。100メートル15秒の選手が9秒台で走る計画は無謀です。まずは14秒台になることです）、1時間（納期も明確です）で実施しありがとうねの言葉を最低1回はお客様から頂く（笑顔という測れないものからお客様のありがとうの声をもらうことで創意工夫を実施して成果まで担保しています）。このようにアクションプラン（計画）をＳＭＡＲＴの法則で作ることが大切です。

私は、最適な緊張状態が与えられるとパフォーマンスが向上することがあります。具体的には、いつもだらだらと勉強してちっとも頭に入らないけれど、明日試験と追い込まれると火事場の馬鹿力が発揮されて勉強が捗ります。野球でもドラマは必ず7回、8回、9回の終盤に起きますね。ラッキーセブンとも言われたり、9回裏に逆転したりします。不思議な力が出て、奇跡が起こるのです。ですから多少のストレスは効率を上げるのです。

ダイヤモンド社のHarvard Business Reviewの２０２１年5月21日の記事に雑談の重要性が示されました。

「雑談は気が散る、集中力が削がれるとして嫌う向きもあるが、その価値を過小評価してはいけない。ポジティブな気持ちになり、バーンアウトを防ぐだけでなく、互いのつながりが深まり、何気ない会話から思いも寄らぬイノベーションが生まれることはよく知られているだろう。問題は、在宅勤務をしながら、いかにして気軽な世間話やおしゃべりを自然に発生させるかだ。全体としては、雑談がもたらすポジティブな側面がネガティブな側面を上回り、しかもネガティブな側面はコントロールできることが明らかになったといえる」。この記事を読んで、研修ナビゲーターとして改めてアイスブレイクの重要性を認識しました。

1on1ミーティングの効果的な実践研修をよく頼まれます。有名な鉄道会社や焼き肉のたれでよく知られている会社にもトレーナーとしてお邪魔しています。一言でいうと、朝上司から「ちょっと」と呼ばれて、「あっちゃー！　何かやらかしたかな？」と嫌な思いを感じる組織風土ではなくて、「昼食でもおごってくれるのかな？」と、何か嬉しくてわくわくする感じがする組織風土があるかどうかですよ！と伝えると、上司の皆さんは頭を抱えていますね。そんな状態で1on1ミーティングがうまく稼働するはずがありません。テクニックも大切ですが、まずは日ごろの上司部下の人間関係、信頼信用が全てです。

チューターやメンターにIメッセージを伝えたり、友達に勉強を教えることもoutputです。これから求められる人材とは？　明るく元気で前向きな人。ざっくばらんで遊び心がある人。人間力がある人。課題解決能力が高い人。0を1にする人。ちょっとした発想やアイデアが出せる人。利他意識がある人だと思いませんか。

仕事は、嫌いな事を無理やりやっていても長続きしません。好きな人には敵いません。夢中になるエネルギーは無限です。四畳半に4人で笑いが絶えない家族もあれば、5LDKでも家族のコミュニケーションがない無言の家族もあります。同じ環境でも楽しむことができる人は最高ですね。どんな環境でも幸せと感じるのは、自分の心ですから。

無意識を意識する

つらい時も、落ち込んで泣いている時も、楽しくて嬉しくてはしゃいでいる時も、寝ている時も、心臓は自分の意識に関係なく無意識で動き続けてくれているのです。そのおかげで今こうして生かされているように思います。たとえ心臓が止まったとしても胸骨圧迫やAEDにより心臓の鼓動が戻れば無意識であったとしても呼吸して生きているのです。この時の胸骨圧迫という心肺蘇生は肺に人工的に空気を送ってあげればヘモグロビンが酸素を全身に運んで生きようとしてくれるのです。すごいシステムですね。ですから朝起きるとまず心臓に手を当てて「心臓さんありがとう」と当たり前でないことを認識して、感謝から一日をスタートするようにしています。今では心臓教の教祖です。ちなみに私の専門は田舎門で、名古屋弁、関西弁、標準語と3カ国語を喋るトリリンガルです。マクドとマックを使いこなしています。私の心理学の師匠で日本メンタルヘルス協会の衛藤信之先生は、講義の中で脳の仕組みを楽しく笑いありで教えてくださり「私は無神教ですが、私もあなたも脳幹教、宗派はみなの衆です」と仰っています。

仕事でもスポーツでも意識しなくてもできる状態になるといいですね。社員としては自立して自律的に明るく元気に前向きに働く人材となってほしいですね。

研修ワードとしては、学習の5段階レベルというものがあります。

①無意識的無能（意識もしていないのでできない）⇓ ②意識的無能（知っているだけ、input状態。意識しているができない。いくらゴルフの練習本、これで明日からシングルへといった本を何冊も読んでも練習しなければ決してシングルにはなれません）⇓ ③意識的有能（頑晴ればできる状態。意識をするとできる。この段階まで来ると素晴らしい。やればできるのですから）⇓ ④無意識的有能（何も考えなくてもできる状態。意識しなくてもできる。自然にバットが出る状態ですね）⇓ ⑤無意識的有能に意識的有能（無意識でできていることを再現性高く意識的にできるように人に教えることができる。これこそ究極のアウトプット。どこの企業も欲しい人材ですね）

小売業では接客9大用語というものがあります。私もドラッグストアの店長の時は毎日唱和していましたので今でも無意識に言えてしまいます。
①　いらっしゃいませ。（目を見て笑顔で。たまに品出ししながらただただ声を出しているだけの店員さんを見ると不愉快ですね）。
②　はい、かしこまりました。（自分が遜ることで相手を敬う謙譲語はいいですね。上品です）。
③　少々お待ちくださいませ。（お待たせする時に使います）。
④　お待たせ致しました。（たとえあまりお待たせしていなくても使います）。
⑤　ありがとうございます。（感謝の気持ちを込めて。この言葉は最高ですね。第2音節にアクセントですがこれがなかなか難しいんです。アナウンサーって凄いですね）。
⑥　申し訳ございません。（感情が入ってないと意味がないですね。心がこもってないとかえってクレームになります）。
⑦　恐れ入ります。（頼み事をする時にはクッション言葉としても使われます）。
⑧　またお越しくださいませ。（小売業ではいいですが病院での使用はご法度です）。
⑨　どうぞ、お大事に。（薬局や病院ではこちらを使います）。

新入社員にとって、いや社会人に必須な心構えがあります。

まずは自分の意見を伝えることです。会議でも新入社員は新入社員の役割があります。会社のことをよく知らない、つまり消費者目線で見ることができるので、新入社員の意見は実は会社にとって宝物なのです。しかし意義目的が理解されていないので、知識不足からせっかくの新入社員ならではの素晴らしい意見が発言されないし会社は聞けないのです。

また何かをするということは、その結果が良ければ褒められますが悪いと始末書や顛末書、注意や指導が入るのでやりたくなくなります。その場から積極的に当事者意識を持って踏み出さなくなります。これは最悪で行動したものだけが得られる成功体験も経験できなくなるだけではなく、失敗という教訓が手に入らないのでこれが一番のリスクとなります。同じ失敗は愚かですが初めての失敗は、むしろ歓迎すべき体験です。

どのように克服するかは簡単です。失敗という辞書を脳から消去します。これを教訓と置き換えることで全く成長スピードが違ってきます。人間力も変わります。努力することなく、練習することなく才能だけでヒットが打てる先輩にヒットの打ち方を習っても、「来た球に素直にバットを出せばいいんだよ！」と言われただけでは打てるようになりません。

落ち込んだことがない人に落ち込んだ人の気持ちに寄り添えるでしょうか。苦労に苦労を重ね凡人が打てるようになったらどうでしょう。俺も昔はそうだった。こんな練習で克服したんだ。良かったらやってみたらとか、逆に失敗や教訓の質と量で人は優しくなれて、信頼信用尊敬される人材になれるのです。だから悩む暇があったらまずは前進してください。石橋をたたいて必ず渡るのです。石橋を叩いて、叩いて割ってその場に立ちすくんでは渡れません。走りながら考えるんです。考えて、考えた上で行動していては遅いです。サッカーのワールドカップを見ていると、仲間を信じ走りながらパスを出し、出された方も味方を信じて走ることでパスが通り得点となります。

相手の立場になることはいつまでたっても難しいですが、いつも人は十人十色だと理解して、自分と同じ発想や性格はまずないと思って見る方が正しいのです。世界には78億を超える人がいて、日本には1億2600万人以上の人が生きているんですから。人は見かけによりません。研修ではペラペラペラペラペラ喋る私も、実は家では無口です。大柄な私が仲間と居酒屋に行って注文すると必ず大ジョッキが私の前に来ますが、私はお酒を一滴も飲みません。ウーロン茶やジャスミンティー専門です。お肉もどちらかというと苦手で野菜中心なんです。地球上で草食動物は図体が大きくて臆病と相場が決まっています。4から5メートルあるキリンも4から5トンある象も10メートルほどあるジンベイザメもみんな肉は食べません。象さんは草を食べてあの大腿骨を作っているのです。大きくなりたければ野菜を食べることです。肉を食べるとチーターやライオンのように小さくなりますね。

人は一人では生きていけません。天才外科医の財前教授も決して失敗しない大門未知子先生も自分が倒れて意識を失えば、バイスタンダーが胸骨圧迫するしかないのです。これは訓練してなくても大丈夫ですから自分にとって大切な人であればあるほど、その時、あなたしかいなければあなたがやるんです。

心臓のおおよその位置、乳首と乳首の間に、利き手の上にもう一方の手のひらを乗せて、1秒間に2回押し続けてください。これだけです。できれば誰かにお願いして、駅や学校、大型スーパーには必ずありますのでAEDも手配してください。これも使い方は簡単で蓋を開けてパッドを心臓の対角線に貼るだけでコンピューターが日本語で指示を出してくれますから。救急隊が来るまで胸骨圧迫はやり続けます。身内であれば30回押した後に2回人工呼吸、鼻をつまんで口から空気をフーフーと入れてあげてください。

この30プラス2回のルーチンをやり続けてもらえれば脳に酸素が届け続けられますので生存率が格段に上がります。命より大切なものはありませんので、少々肋骨が折れようとやらずに後悔するよりやってくださいね。もし私が皆さんの前で倒れたら是非胸骨圧迫だけでもお願いします。

人工知能ロボットはジャンプやバク転までできるようになっています。また人工知能もディープラーニングの時代に入り、将棋のプロも勝てない時代になってきました。しかしまだ心臓は作れていません。人参やお肉を食べてそれを消化させて髪の毛や爪、肌や臓器に変換することもできません。

人間のシステムは何気に凄いですね。皆さんはこれを無意識でしているのですから。無意識の世界では皆さんを生かそう生かそうとしているのです。それに逆行するように死を選ぶ人が毎年2万人以上います。悲しい。悲しすぎますよね。コロナより毎年多くの方が亡くなっているのです。自殺防止のワクチンこそ国をあげて開発してほしいですね。

ものさしの重要性

効果的な活動には共通する「ものさし」の存在があります。例えば、勉強であれば偏差値であり、ダイエットであれば体重であり、適正体重であればBMIであり、事業活動であればPL・BSであり、歌の正確さであればカラオケの点数であり、組織活動であればエンゲージメントであり、人の感情であればストレスチェッカーです。

良い会社という定義は、利益や資産だけで決められるものではありませんよね。人材や組織を測るものさしが令和の時代の良い会社を決めるのです。

表面上では「はい」と答えておきながら陰で上司や会社の文句をいっている「笛吹けども踊らず」の組織状態から、お互いに信頼関係があり、話せばわかりあえる。前向きではあるがまだまだ前のめりにはなっていない「打てば響く」の組織状態に。さらに風通しが良く、みんなが前向きに仕事に取り組んでいる「ささやけば伝わる」組織状態を目指したいですね。こんなことがやりたいなと囁けば、翌日にこのプランとこのプランはどうでしょうと提案が自責で積極的に複数上がてくる組織って素敵ですよね。こういう状態だと例えば上司に怒られたとします。この時の部下の心境は？　上司からの愛情でありがたいと捉える傾向があり、自己成長の速度もあがり成果も上がります。

メンバーがどのように感じるかを察して頂き組織改善をして頂けましたら幸いです。私は経営コンサルタントとして多くの店舗を運営する企業を担当することが多いのですが、一つの例をあげるとすると、コミュニケーションにおける魔法の言葉「ありがとう」を1日1回言おうと旗振りから始め、1日2回になり1日3回以上とアクションプランを柔軟に入れ替えるだけで、あるとき臨界点を超えてみんながするようになり見違える組織になっていくんですね。その結果必ず業績も上がっているんです。すごいでしょ。

楽しく生きるには

人は、落ち込んだり、やる気が出なかったり、悲しくなったり、モチベーションが下がったりする動物ですが、一方で楽しんだり、やる気が出たり、嬉しくなったり、モチベーションが上がったりもする動物です。今つらいと感じている方は、そのまま泣き続ける人生がいいか、笑って楽しんで過ごす人生がいいか、どちらも皆さん自身で選択できるのです。

落ち込んだままが幸せであり、やる気がなくふさいだ心でいることが楽しくて、悲しさの中で生き続けることが自分らしくて、モチベーションなんか関係ないと思われる人はそのままでいいんです。人は十人十色です。周りからとやかく言われても幸せならいいんです。でもやっぱり泣き続ける人生より、明るく楽しい人生を選びたいなら人は変われるんです。生きているというより生かされている人生ですから大丈夫です。昭和の大スターの美空ひばりさんと母は同い年で、3歳年上には石原裕次郎さんがいます。またお二人は太く短い人生でファンからすると大変残念ですが、52歳という若さでお亡くなりになっております。その当時の最先端の医療を駆使して、費用を度外視しても救えませんでした。

こんなことがありました。母は18年前にたまたま清洲の田舎から当時住んでいた私のマンションに来ていました。正月を母の好きな都会で一緒に過ごすのが恒例となっていました。そんなある日の朝、いつも元気で朝早くから掃除や洗濯をしている母が起きてきません。具合が悪いということで車に乗せて病院に向けて走り出した瞬間。我慢強い母が心臓が痛くて死にそうだと呟きました。丁度消防署の前を通りかかっていたのですぐ救急車に乗せてほしいと頼むと、電話をしてくださいと言われ、電話をかけてもらわないと救急車には乗せられないと。もう本当に笑い話ですが消防署の1階の電話から今消防署の目の前にいます。母が危篤なので救急車に乗せて運んでくださいと伝えました。

そこからの数分間があれほど長く感じたことはありませんでした。救急車の後をつけながら、もう一度でいいから神様、母の声を聞かせてほしいと願いました。溢れる涙で前が見えないほどだったことを記憶しています。病院に着いて救命救急を施され、心臓の痛みを一時的にとってもらえると母は何もなかったように元気になり、もう田舎に帰りたいと。美容師である母は、お客様の予約もあるので明日には帰りたいと。先生からは、新幹線に乗って心臓の血管が破裂したら命はありませんので即手術ですと言われました。

結果はお陰様で、手術は成功して命を救ってもらいました。その後、申請して障害者手帳1級をもらいました。あそこが痛い、腰が曲がった、歩けないと言いながらも好きな食事を自分で食べながら生きています。健康だけが取り柄だった元気な母も、病気になるんだと思い知らされました。母の心臓手術のせいで、その後の看病も大変でしたが、おかげで生かされていると実感でき、周りにより一層感謝できるようになりました。運命を感じた出来事でした。

人と接する時は、人間は論理的な生き物ではないということを思い出しなさい。我々は偏見に満ちて、感情的な生き物に相対しているのです。【デール・カーネギー】

人は落ち込む動物です。人は勘定より感情で決める動物なんですね。一方で楽しむこともできるんです。

直接的にエネルギーを加えて変えられるものを「変えられるもの」とすると、それ以外、つまり直接的にエネルギーを加えて変えられないものを「変えられないもの」とすると。

昨日の出来事は？　親は？　友達は？　パートナーは？　変えられませんよね。そうなんです。過去と他人は直接的には変えられないんです。でもあの時あんなこと言わなけりゃ良かったとか、なんでパートナーはわかってくれないのとか悩んだことあるでしょ。つまり人は主に過去や他人のように変えられないもので悩むことが大半なんです。逆に自分や未来は変えられるんです。

大嫌いな人を思い浮かべて好きになれます？　大好きな人を思い浮かべて嫌いになれま

す？　変えられませんよね。そうなんです。感情も変えられません。嫌われたらなかなか好きにはなってもらえないんです。

トイレに行きたくてしょうがない時、眠くてしょうがない時も変えられませんよね。体温を1度だけ上げられます？　胃液を300ccだけ出せます？　汗を500ccだけ出せます？　出せませんよね。生理反応も変えられません。

しかし直接的に変えられるものがあるんです。

3×3は？　2×2－4は？　そうなんです。思考は変えられるんです。

右手を少し上げてもらえますか？　目を一瞬閉じてもらえますか？　立ってもらえます？握手してもらえます？　そうなんです。行動も変えられるんです。

直接的に思考と行動を変えることで感情や生理反応をコントロールして楽しむことができるんです。

悩んだらまずは外に出て思考を切り替えましょう。目から入る環境や鼻から入る匂いや耳から入る音が変わると感情や生理反応も変わってきます。家にじっとしてふさいでいたらゼロに何をかけてもゼロですが、勇気をもって一歩踏み出せば1×100は100になります。外に出るのがどうしても億劫な時は、目を閉じて妄想族になって空を飛んでみてください。思考が変われば、ここが肝ですが、行動が変わり、行動が変われば習慣が変わり、習慣が変われば人格が変わり、人格が変われば運命が変わるとも言われています。思考という比較的簡単に変えられるものに有限である自己エネルギーを加えて変えることができれば、行動を切り替えることができるんです。結果未来を変えていけるんです。

識学って知ってますか？

意識構造学の理論をベースにした造語で識学と呼ばれています。識学とは「意識構造」で発生する誤解や錯覚を取り除くものであり、「意識構造」とはヒトが行動する前の認識のことです。今では３０００社以上で導入されています。

人は知識や経験によって思考の癖を持っており、思考の5つのステップにおいて、誤解や錯覚が発生した状態で行動に移ると、望ましくない結果となります。５つのステップとは、位置（役割・責任・権限）を認識し、結果を確定し、変化を確定し、恐怖（距離感）を消化し、目標を設定することで行動が起きるとの事です。当然ですが誤解や錯覚があると望ましくない行動となるのですね。例えば海外に行くとは？　皆さんどう思いますか。仕事で転勤するのか、旅行にいくのか、語学研修で留学するのか、相互認識にズレが生じます。この少しのずれが結果に大きく響いてくるのです。

成果をだすには、姿勢のルールを明確に示して守らせる。姿勢のルールとは、あいさつや身嗜みや整理整頓のように出来る出来ないが存在しない当たり前に誰もが出来る事をしっかり順守する事。もう一つは行動のルールを明確にして成長に導く事です。行動のルールとは、売上や来店客数のように目標を設定して結果で管理して足りない所を埋めてもらう事です。結果とは、解釈が成り立たない完全結果と解釈が成り立つ不完全結果があります。SMARTの法則で策定し、定量表現でだれもが納得する完全結果の目標にすることが肝となります。言い換えれば一生懸命努力しましたというあいまいな表現で、主観が入る余地がある不完全結果ではなく、野球で言えば3割30本、サッカーで言えばハットトリック、ゴルフで言えばシングルプレーヤーといった誰もが目標の結果に納得する完全結果で目標を設定します。上司は部下の成長のため、できない所を明確にしてあげて迷わせないことが成長スピードを最大化します。（株式会社識学の講義より）

『モチベーション・リーダーシップ　組織を率いるための30の原則』（小笹芳央著　PHP研究所）の中に紹介されている「スイッチ法」をご紹介します。これさえあれば、これを使いこなせばいつでも自分でモチベーションを上げられるんです。すごいでしょ。人はそもそも落ち込みやすい動物ですが、その落ち込みから脱出するすべを持てばいつでも楽しむこともできるんです。苦あれば楽あり、楽あれば苦あり、でももう安心です。苦あればすぐ楽へ、またまた苦が来てもすぐに楽へ。

まずはスイッチで切り替える技術です。カチカチとスイッチを入れ替えるだけでなんとビックリ思考が変わります。

1つ目はタイムスイッチという技術です。これは時間を短期で見ているのを長期で見たり、長期で見ているのを短期で見たり、過去視点を未来視点にしたり、未来視点を過去視点にしたりと思考を切り替える技術です。今のしんどさや苦労は、短期的に見るとつらい日々ですが、中長期的な視点からは今が頑張り時で、今苦労しておくと一生楽しんでいけます。私も学生の頃はなんでこんな学部に来ちゃったんだろう、文系の4年生はゼミで楽しそうなのにバイトもできて羨ましい。私は卒業のために実験したり、国家試験のために毎日勉強しなければならない。こんなところ来なきゃよかったと短期的には思いましたが、今では原価ゼロで口だけで商売しております。手に職をつけろとよく母に言われましたが、今では中退せずに国家試験に通っといてよかったと本当に感謝しています。

2つ目はズームスイッチという技術です。技術ですから自転車に乗るのと同じです。歩いて目的地に行くのか自転車ですいすい行くのか。使えるものは使いましょう。

視界を低い所から高い所、高い所から低い所へ。狭い所から広い所、広い所から狭い所へと切り替える技術です。近づきすぎて真っ暗なら一歩引いてみると全体像が見えたり、相手の立場で考えてみるとそういう考えもあるなと思えたりします。地球儀で今いる自分の位置を見たり、宇宙から地球を見ると自分ひとりのちっぽけな悩みがなんか解消できたりしますよ。壮大な宇宙から見たら、自分の存在なんてありんこみたいなもんですから。生かされている以上楽しまなきゃね。

3つ目はゴールスイッチという技術です。

これは、ゴールから遡って見る、目的視点から現状を見ることです。物を見る時に逆側から見たりゴールから見ると道筋が見えてきたりします。計画も積み上げ型ではなくて、ゴールからの逆算型でマイルストーンを打って計画を立てた方が実現可能性が高くなります。好きな時間に起きてから勉強をするのでは昼まで寝てしまってその日のうちに終わりません。終わらせるためにはとゴールからフォーカスすると、朝は7時に起きて午前中はここまでやって午後からはここまで、寝る前にはこれをといった計画を立てると達成できますね。

できるビジネスパーソン必須のチャンスフォーカスについてもお伝えします。

隠されたチャンスに目を向けて、チャンスの視点から現状を見る技術です。

使い古された役に立たない入れ歯はただのゴミですが、一方でこの入れ歯に使われている金が宝の山なんです。錆びた自転車はゴミですが無料で回収してくれる業者にとってはこの鉄が宝となるんですね。今の苦労や失敗は、教訓です。この教訓の質と量で人間力が増すと思うと失敗さんにありがとう、ガミガミ上司にありがとう以外ないですね。苦労は買ってでもしろとか失敗は成功の母とも言いますよね。その通りです。チャンスは平等に流れてきますが、それをチャンスと捉えられるかが問題です。

具体的に言うと痛みや苦痛や悲しさを感じた時が最大のチャンスです。きたきたきた悲しみさん待ってたよ。そのぐらいの気持ちで行きましょう。留年してありがとう、もう一年学生ができるということは新しい何かにチャレンジできます。国家試験に落ちてありがとう、さらに勉強できて知識が身に付きます。太れてありがとう、痩せる喜びが味わえます。クビになってありがとう、新しい会社に就職ができます。事故にあってありがとう、命があったわけでさらに気をつけます。入院してありがとう、強制的に体を休められます。怒られてありがとう、自己成長できます。腰が痛くてありがとう、体をいたわれます。ふられてありがとう、これはなかなか言えませんが、次にいけるチャンスだ、ふる手間が省けてかえって良かったとも捉えられますね。

寝たら忘れる人はそれも技術です。人生皆さんなりに明るく元気に前向きに過ごしたいですよね。是非この技術を使ってみてください。学生生活も社会人生活も楽しんでね。同じストレスなら気にして落ち込んで泣くより、笑っていけたら最高じゃないですか。皆さんの幸せを願っています。

ロジカルシンキング

学生であればサークルや部活、ゼミや実習、アルバイト等で他大学の学生や社会人とお会いする機会もあると思います。社会人であれば外部研修に参加した場合は、異業種交流会と思って名刺交換をすることをおすすめします。必要な時に探すのではなく、予め多くの業界の多くの人材と知り合いになっておけば、必要な時に何でも生の情報を聞くことができます。やはり人間関係は大切ですね。

私の仲間はみんな超一流です。車業界のことであれば○○さん、アロマハーブのことであれば○○さん、昆虫のことであれば○○さん、理容美容のことであれば○○さん、スリランカのことであれば○○さん、ＣＡのことであれば○○さん、接客のことであれば○○さん、旅行業界のことであれば○○さん、教育のことであれば○○さん、薬学教育のことであれば○○さん、がん患者さんのことであれば○○さん、弁護士業界のことであれば○○さん、お医者さんのことであれば○○さん、大学関係のことであれば○○さん、リクルートのことであれば○○さんといった具合に、30年前は全員平社員でしたが今ではみんな立派な管理職になっていて私の宝ものです。

今現在、ロジカルシンキング研修やマネージメント研修、キャリア形成に関する研修やモチベーションに関する研修等様々なプログラムを実施していますが、特に皆さんが難しく考えて不得意と感じておられるのがロジカルシンキング研修です。なぜかというと、ロジカルシンキングと聞くと、絶対的な正解や心理を探す技術と思われていて、数学的でとっつきにくいと思われている方が非常に多くいらっしゃるからです。

ロジカルシンキングを直訳すると論理的思考、すなわち筋道を立てて考える思考のことです。具体的には、○○さんの話ってわかりやすいよね、すごく共感しますと言われたら嬉しいですよね。つまりロジカルシンキングとは、情報を理解するためにわかりやすくする思考技術なんです。漢字で、わかるを「解る」や「判る」と書きますね。「解る」は牛の角を刀で分けると書きますし、「判る」は刀（刂・りっとう）で半分に分けると書きますよね。わからない複雑な案件処理の場合は、細かく分けることでわかるのです。

ＩＳ・ＩＳ　ＮＯＴ（ＫＴ法・問題解決方法）

例えば、２階の会議室の電気が切れている場合、隣の会議室はついているか？　１階は、

3階は？　隣のビルは？　と切り分けていくと原因が明確になります。

ＭＵＳＴ・ＷＡＮＴ（判断基準）

趣味のゴルフに例えますと、私にとってドライバーに求めるＭＵＳＴ条件はまっすぐに飛ぶことです。新型モデルでも旧型モデルでも色や形も全くこだわりません。

私が新入社員に求めるＭＵＳＴ条件は素直さです。ＷＡＮＴ条件とすればめげない向上心です。このように絶対に外せない条件をＭＵＳＴ条件といい、あったらいいなと思う条件をＷＡＮＴ条件といいます。

学生にパートナーを選ぶ時、あなたのＭＵＳＴ条件は何ですか？と聞くと、性格とか人柄とか優しさと答えます。次に芸能人でこの人は嫌いという人を教えてというと○○さんと言います。

じゃあ、そのパートナーさんの顔がその嫌いな芸能人にそっくりとしたらどう？と聞くとムリーと言います。この場合顔で選んでいますので、あなたのＭＵＳＴ条件は顔ですよ！と伝えると「えっ……。やだー先生」と恥ずかしそうに答えます。

次に嫌いな顔でも大丈夫ですと返答した学生には、自分より身長が10センチ低くてデブでハゲてたらどう？と聞くと結婚式でハイヒール履きたいしそれはムリーとかスタイル良くないとムリーとか言います。これがＭＵＳＴ条件です。結局人は内面も大切ですが見た目はもっと重要なんですね。

ある有名な企業の人材採用責任者の方は、パートナーに求めるＭＵＳＴ条件は、お金と健康ですと言い切られます。どうしてですか？とお聞きすると、「健康が第一です。だって子どもが欲しいので健康は大切ですし、お金の切れ目が縁の切れ目ですよ。顔はお金で何とでも整形できますから」とご主人の前でも平気で笑顔で答えられます。ある意味本質をついていますね。

ちなみに私は身長が１８８センチぐらいあるので身長にこだわったことはありません。ＭＵＳＴ条件は容姿容貌と両親を大切にできる方、次に家庭的な方で、次に学歴もあればいいなと思っていましたね。

仕事でも応用範囲は広く、今度のプロジェクトのＭＵＳＴ条件はどんな項目で、ＷＡＮＴ条件はどんな項目か、ここさえ押さえておけば選択は誰もが納得できますね。

旅行に行く時に、15万円以下であると決めればこれよりかかる場合は、除外すればよいのですから。次にあったかい所とか飛行機よりも新幹線で行くとか条件を絞り込めれば選択は容易です。

選択のポイントはやらないことを決定することです。16万円かかるし寒いけれど良さそうではいつまでたっても決まりませんね。キャリア形成においても自分では譲れない条件は何で、まぁそれは受け入れてもいいかといった条件を明確にしておくとストレスなく生きられますよ。人はなんといっても幸せかどうかは自分で決めるのですから。周りがあんな人はやめておきなさいといっても、自分のＭＵＳＴ条件と周りのＭＵＳＴ条件が必ずしも一致するとは限りません。親子でも違って当然です。よくバランスを考えて選択すれば反省はしても後悔はしないはずです。それでいいんです。最終的には自分で責任を取ればいいんです。

水準を合わせることも大切です。

食べ物の話をしているとします。私は野菜が好き、肉が好き、魚が好き、果物が好きと話すと水準があっています。しかし魚が好き、肉が好き、芽キャベツが好きでは水準があっていませんね。野菜の何が好きと言われたらパクチーとかきゅうりとか答えると水準があっています。多くの情報は水準を揃えて整理することで、理解しやすくなります。

話す時にはＰＲＥＰ法も大切です。Point→Reason→Example→Pointの順で話すと聞き手は理解しやすくなります。まずは結論から次にその理由や根拠を伝え、次に具体的な例を出して理解を深め、最後にもう一度結論で締める話法です。これはどんな場合でも使えますよ。
情報が多くて全体像を把握したい場合は、似た者同士をグループに分ける分類ラベリングが有効です。うさぎ、桜、ライオン、松、犬、杉ではどんな分類ができますか？　決して答えがあるわけではありません。うさぎとライオンとイヌのグループは動物、桜と松と杉のグループは植物ともラベリングできます。うさぎと桜のグループとライオンのグループと松と犬と杉のグループは何とラベリングします？　3文字と4文字と2文字にラベリングできますね。コピーライターなら文字数で分類ラベリングする場合もあります。

これで明日から皆さんは、自分の考えを相手に伝えることで、伝わることを実感してください。そして周りを巻き込み楽しい人生を歩んで頂けましたら幸いです。楽しんで。

第四章　体と心の健康

自己理解

変わりたければ変われます。諦めなければ、人は何度でも立ち直れるしやり直しも利くし目標が達成できるんです。一度や二度の失敗や挫折、浪人や留年、降格降職や解雇、全て命まで取られるわけではありません。教訓として受け止めれば人間力が上がり、人に優しくなれます。ありのままを受け止めて皆さんらしく明るく元気に前向きに人生を楽しみましょう。楽しいかどうかも皆さんの心次第ですね。物も十分になく不自由な時代でも人は生き生きと活気ある生活を送っていました。物が溢れ便利な世の中になっても心の病になる人も多く、自殺者が1年で20000人以上（警察庁Webサイトより）もいるのです。

直接的にエネルギーを加えて変えられないものには、感情（好き嫌い）、生理反応（眠たい、トイレに行きたい）や他人や過去があります。一方で直接的にエネルギーを加えれば変えられるものには、思考や行動、自分や未来があります。

心が変われば行動が変わる。行動が変われば習慣が変わる。習慣が変われば人格が変わる。人格が変われば運命が変わる。

【ウイリアム・ジェームズ】

心が変わらないので運命は変わらないのです。律速段階は心が変わるところで、心さえ変われば運命は変わるのです。強く願い覚悟を決めて心が変われば、あとはスムーズに流れていきますので自分次第で変えられるのです。

1年間毎日同じ事の繰り返しでは、1の365乗は1、成長はありません。1%サボると、0・99の365乗は0・03、ほぼゼロに後退してしまいます。しかしたった1%の努力で、1・01の365乗は37・8、約40倍も成長するんです。頑晴れ。


そのためにはまずはありのままを受け止めて自己理解することです。


血液型では、人をA型、B型、O型、AB型の4パターンに分けています。それぞれ特徴があり雑誌でよく血液型診断の記事が掲載されていますね。日本人の血液型は「A型4割・O型3割・B型2割・AB型1割」という割合になっているというデータがあります。

一般的にA型は、真面目で几帳面。O型は、ロマンチスト、おおざっぱで社交的。B型は、わがままでマイペース。ＡＢ型は、掴みどころがなくミステリアス、と表現されていたりしますね。

数秘術は、ある決まった数式によって個人特有の数字を、名前と生年月日から1～9、11、22、33の数字で算出する統計学です。数秘術の創始者は一般的にピタゴラスの定理で有名なピタゴラスと言われ、「数秘術の父」として知られています。日本人の場合は、名前をヘボン式ローマ字で表記し、そのアルファベットを数字に置き換えます。ライフパスという数字は自分自身を作っている最も重要な数字と言われ、性格や生き方そのものが現れる数字と言われています。出し方は簡単で西暦の誕生日を全て足して1桁にするだけです。１９６４年2月14日であれば１＋９＋６＋４＋２＋１＋４を計算して36となり、３＋６を計算して9となります。

詳しくお知りになりたければ、心理学やヒプノセラピーを一緒に学んだ同期が日本数秘セラピスト協会を立ち上げて代表理事として普及に努めていますので、野元美沙先生にお聞きください。

簡単にライフパスという数字のキーワードをお伝えすると、１はパワフルなリーダー気質で行動力・決断力がある猪突猛進タイプ。２は繊細で、協調性や思いやりがあるので自己主張より周りに寄り添うサポータータイプ。3は天真爛漫な子どもの心を持ち、無邪気でチャレンジ精神があるので楽しさを大切にするタイプ。4は保守的で、継続・安定を好み、石橋を叩いて渡る堅実で真面目なタイプ。5は自由人で頭の回転が速く、好奇心旺盛なチャレンジャータイプ。6は奉仕の心を持ち、ボランティア精神旺盛で、愛情豊かに人の面倒を見るタイプ。7は独自の世界観を持ち、こだわりが強く、周りに流されない、孤高のタイプ。8は負けず嫌いで向上心や独立心が強く情熱的で頑張りすぎるタイプ。9は柔軟で寛容な感覚を持ち、他人の笑顔のため、人の役に立ちたいと動けるタイプ。11は直感力に優れ、スピリチャルの世界にも寄り添い、温厚でフィーリング重視のタイプ。22は自分にも他人にも厳しく、カリスマ性があり、高い理想を実現するタイプ。33は愛情にあふれ、独自の感性を持つ宇宙人タイプ。

次ページの設問にお答えください。

自己改革には、まず自己理解が必要です。

以下のA～Dの各項目について、当てはまるものに✓を入れましょう

A	同意できない話が目の前で展開されるとつい口を出してしまう	□
	多くの人に影響を与えたいと思う	□
	「君には絶対ついていきたくないよ」と言われるとショックを受ける	□
	物事の勝ち負けにこだわる傾向が強い	□
	人から指示されて動くのが嫌だ	□
	✓計	個

B	同議論になると衝突を避けるためについ自分が我慢してしまう	□
	縁の下の力持ちになりたいと思う	□
	「あの人って実は偽善者なんじゃない」と言われるとショックを受ける	□
	物事の善悪にこだわる傾向が強い	□
	自分がどう思うかより他人がどう思っているかをまず気にしてしまう	□
	✓計	個

C	複雑な課題を様々な角度から分析するのが好きだ	□
	周りから「細かすぎるよ」と言われる	□
	物事の真偽にこだわる傾向が強い	□
	「あの人何も分かってないよね」と言われるとショックを受ける	□
	自分に自信の持てないテーマはつい黙り込んでしまう	□
	✓計	個

D	周囲の注目を集める奇抜で斬新な発想をしたいと思う	□
	周りから「感性が鋭いね」と言われる	□
	自分の好き嫌いで物事を進める傾向が強い	□
	「あの人は何の変哲もない人よ」と言われるとショックを受ける	□
	二番煎じを避けようとつい必死になってしまう	□
	✓計	個

Aのチェックが多かった方：勝負にこだわる傾向があり、一言で言うとわがままな人。言われて嬉しい言葉は、さすがとかすごい。ライバルがいると燃えるタイプ。

Bのチェックが多かった方：信頼や人の顔色にこだわる傾向があり、一言で言うといい意味でも悪い意味でもいい人。言われて嬉しい言葉は、ありがとうとか感謝している。仲間の笑顔が大好きなタイプ。

Cのチェックが多かった方：真偽や事実にこだわる傾向があり、一言で言うと理屈っぽい人。言われて嬉しい言葉は、確かにとか正しい。分析好きでトリセツをしっかり読むタイプ。

Dのチェックが多かった方：やりたいことや個性にこだわる傾向があり、一言で言うと変な人。言われて嬉しい言葉は、新しいとか面白い。人と違った色のスーツで面接に行くタイプ。

インバスケット思考で発揮する、リーダーに必要な10個の能力

日頃の業務において発揮できていれば5、多少発揮できていれば4、どちらでもなければ3、あまり発揮できていなければ2、発揮できていなければ1と記入して自己チェックしてください。

インバスケット研究所ＨＰより

①問題発見力	目標と現状のギャップや、本質的な問題、組織の課題を形成する能力	点
②問題分析力	仮説を立て、それを立証するために必要な情報を効率的に収集したり、問題を究明する能力	点
③創造力	従来の枠組みを破る考え方や、様々な情報を組み合わせた対策やアイデアを出す能力	点
④意思決定力	適確に判断を下し、その理由を論理的に説明することができる能力	点
⑤洞察力	全体の流れや他の案件との関連性などを把握し、意思決定や明確な計画を形成する能力	点
⑥計画組織力	部下や組織を有効に活用し、効率的・効果的に組織を運用する能力	点
⑦当事者意識	自ら主体的に意思決定を行い、自分またはチームに何が求められているか察知する意識	点
⑧ヒューマンスキル	コミュニケーション能力、感受性、コーチング能力などの対人関係スキル	点
⑨生産性	限られた時間の中で、効率的に多くの案件を処理する能力	点
⑩優先順位設定	業務の重要性を考慮して、処理すべき案件の順番を考える能力	点

10個の能力がバランスよく発揮されることが大切です。たった一つでも改善すれば、実ビジネスは劇的に変化します。株式会社インバスケット研究所の鳥原隆志代表からインバスケット研修講師として一番大切なことは、参加者に自ら多くの気づきを得てもらうこと。そのためには「がんばらないことをがんばること」とアドバイスをもらいました。そのおかげで最も参加者満足度が高い講師としてインバスケット思考の普及に努めております。

就職を決めようと悩んでいる学生諸君！　会社から選ばれるのではなく、自分が選ぶのです。

企業を決める4Pとは？　社会心理学の考えをもとに、その要素が「企業の魅力因子4P」と言われています。

皆さんは、この4Pの何に魅力を感じますか。

・Philosophy（理念・目的）：VUCAの時代の指標
・Profession（仕事・事業）：やりがい
・People（人材・風土）：どんな環境でどんな人と働けるのか
・Privilege（待遇・特権）：給与や転勤、公休日や福利厚生等定量化しやすく比較しやすい

この全てを満たすことが大切ではなく自分は何に惹かれているのか、何に魅力を感じているのかを知ることが大切です。

社長の考え方や進む方向性に惹かれているのか。仕事のやりがいに惹かれているのか。いい仲間や先輩がいるからなのか。年収がいいからなのか。

皆さんは、やりがいよりお金が大切なのか。お金より気の合う仲間と仕事がしたいのか。これを間違わないように自分が何を大切にしているのか皆さんにとって幸せとは何なのか。部長という特権よりやりがいのある仕事がしたいのか。社長の思いに共感して入社するのか。因みに私は、若い頃はやりがいよりもお金が重要でした。家族よりも仕事にウエイトを置いている時代もありました。今はお金や地位や名誉よりも「踏み台になったと人は笑うとも人の足らぬところを足す人となれ」この言葉の意味がやっとわかるようになり、「ありがとう」と言われることをしたいですね。

皆さん、よく考えて皆さん自身が納得してキャリアを形成していってください。仕事だけではなく、人生で大輪の花を咲かせてください。期待しています。

こころのものさし

心が病んでいてはモチベーションが上がりません。大切なのは気づいてあげること。自分でも気づいていない自分にも気づけるんです。そんなことが客観的にできるのがメンタルチェッカー（精神判定ソフトウエアシステム）なんです。なんと精神状態を測定することができるんです。

1分間の動画撮影で人の感情を「見える化」するシステムで、非接触での動画解析により精神状態を測定するソフトウエアです。システム上に取り込まれた映像から微細な振動を抽出・分析し、10の感情パラメータの数値や図、グラフで数値化します。

基礎原理としては

運動とは可能態（潜在力）を現実態（実現）にするものである。【アリストテレス】

反射運動と脳活動との間には直接の関連がある。【イワン・セチェノフ】

反射運動は感情に関連付けられている。【ダーウィン】

反射運動のその振幅と強度は攻撃性を特徴とする。【コンラート・ローレンツ】

つまり人の感情の起伏は平常心では変化がなく、イライラしたり怒りがあると手が震えたり、緊張してどうしようと思うと汗が出たり、恐怖を感じると心臓がドキドキしたり、脳の反射で体が無意識に変化します。これら無意識での頭や顔の微振動は感情と相関関係があるんです。

原理は、被験者の微振動（頭や顔の周りの波形で振動を見える化）を解析し、50のパラメータと10万人以上の実験データを基に開発された200を超える感情状態パターンから、測定時間内での人物の状態を分析し、無意識の反射により起こる振動の回数と大きさのパターンを解析し現在の感情状態を数値化しています。

測定方法は至って簡単で、カメラの正面にまっすぐ座って1分間撮影するだけ。

出力結果としては、10の評価要素により評価要素チャートがグラフで表示されます。

評価要素とは、①攻撃性　②ストレス　③緊張　④疑心　⑤安定性　⑥カリスマ性　⑦活力　⑧自制心　⑨抑圧　⑩神経質の10要素からなり、①から④はネガティブ感情を示します。④は①と②と③の総合評価です。⑤から⑧はポジティブ感情を示します。⑧は⑤と⑥と⑦の総合評価です。⑨と⑩は生理的反応を示します。

具体的には

- 攻撃性とは、他者に身体的・精神的な危害を加えようとする状態。
- ストレスとは、重圧や苦悩の感情。

●緊張とは、心配に思ったり、恐怖を感じたりする、不安な状態。
●疑心とは、人の状態における仮にネガティブと位置付けられる3つの感情（攻撃性、ストレス、緊張）より導き出され、潜在的危険性のレベルを示します。ネガティブと位置付けられる感情の全体的なレベルを表します。
●安定性とは、精神の均衡が取れた状態。
●カリスマ性とは、人々を引きつけたり信服させる特質や魅力。
●活力とは、物事を成し遂げる気力・活動の源として体内に保持する力。
●自制心とは、仮にポジティブと位置付けられる感情（安定性とカリスマ性）より決定され、ポジティブと位置付けられる感情の全体的なレベルを表します。
●抑圧とは、強い刺激に対する生体の機能的な反応。
●神経質とは、不安や恐怖、怒りっぽさ、嫉妬、孤独感を特徴とする特性。

周波数のヒストグラムでは眠い状態かどうかがわかり、精神流動性のグラフからは、落ち込んでいるのか、安堵しているのか、神経質になりイライラしている状態なのか、良い情報を得て興奮した状態なのかがわかります。

定期的に調べることで通常時との差から極度の疲労状態にあるかがわかるのです。特に責任の増す35歳から54歳世代は精神疾患が大幅に増していますので対策は急務です。頑張れは、プレッシャーとなる言葉ですので禁句です。年1回のストレスチェックでは気づけません。体温や体重、血圧のように精神状態も何気に定期的に測定できるといいですね。

このメンタルチェッカーの特徴は、

①問診やチェックリスト等への記入の必要はなく、わずか1分間の測定により精神状態を可視化することが可能

②非接触での測定が可能

③アンケートとは異なり、無意識下の精神状態を測定することで、より客観的な状態把握が可能

④定期測定することで、メンタル不調をきたす前の、普段とは異なる状態となっている段階での変化に気づくことが可能

⑤従業員の定期ストレスチェックに活用して、職場のメンタルヘルス対策につなげられます。また、定期的に計測することで個人の健康管理ツールとして活用することができます。パイロットや鉄道・バス・タクシー・トラックのドライバーの乗務前検査に

も有効です。事故の未然防止につなげられます

なんとNEC、富士通、日立といった企業がこの製品の販売代理店をしていることからも、この商品の幅広い分野での可能性が慮れますね。人は感情で動く動物ですから。

メンタルスポーツ研究所では、メンタルパワーを数値化する「MS式メンタル計・メンタルスキャン」というシステムが提供されています。自分や家族、従業員の90秒動画を送ると1回2000円で「スポーツ・進学・ビジネスでの戦闘能力（やる気・元気・勇気やカリスマ度、ポジティブ度、タフネス度」が分かりやすい指標でデータとして送られてきます。

進学を控えるお子様の集中力や健康状態及びストレスを数字で把握することも出来るのです。アンケートでは「忖度《そんたく》」というバイアスがあるかもしれません。それを客観的に映像から手軽に数値化出来るのです。

さらにご家庭のワンちゃん・猫ちゃんの動画からでも気持ちや体調が簡単に数値化されるのです。

このメンタルスキャンの導入でメンタルを強化して高校バスケットの全国大会に、20点

のビハインドから追いついて進んだ高校も出て来ました。様々の分野で活用が期待されますね。

肥満

各国の科学者などが肥満問題の解決について研究をしている世界肥満連盟（World Obesity Federation）によると、世界の新型コロナウイルスによる死者約２５０万人のうち約９割に当たる約２２０万人が、人口の50％超が肥満に分類される国に集中していたとする報告書を発表しました。死亡率は肥満率が高い国で平均して約10倍高くなっているとの事です。運動不足や食生活の乱れで、免疫が弱まった人が多くなっている可能性を指摘しました。肥満率が約６～７割の米国、英国、ベルギーでは人口10万人当たりの死者数が１００を超える一方、肥満率が約３割の日本や韓国では同じ数値が10を切っています。高齢化率や所得水準とは関係ないとみられるという報告です。

新型コロナウイルスによって、甚大な死者数となってしまった欧米では、その多くが肥満の感染者だったといわれており、実際にイギリスでは、ＩＣＵに運ばれた重症者の約73％が肥満だったという調査もあります。

セルフメディケーションで特に気をつけていただきたいのは、肥満です。その他の基礎疾患は明確な病気であるため、自分の不健康を深刻に捉えると思います。しかし、肥満についてては軽く見ている方が多いのではないでしょうか。肥満はコロナ感染症の重症化リスクを高めます。

世界保健機関（WHO）の国際基準では、体格指数（BMI）25以上〜30未満を過体重、30以上を肥満と定義付けています。

日本肥満学会の定めた基準では18・5未満が「低体重（やせ）」、18・5以上25未満が「普通体重」、25以上が「肥満」で、肥満はその度合いによってさらに「肥満1」から「肥満4」に分類されます。BMIが22になるときの体重が標準体重で、最も病気になりにくい状態であるとされています。つまり世界では30以上を肥満と分類し日本では25以上を肥満と分類しています。

肥満が重症化を招く原因は、肥満が慢性化した脂肪細胞の炎症だからと言われています。ある大学の教授は、「肥大化した脂肪細胞からは炎症を起こす『サイトカイン』という物質が大量に放出されていて、肥満とは全身のいたるところで火事が起きている状態で、それを鎮火させる役目を持つ免疫細胞が、常日頃の消火活動で疲弊しているためウイルスの侵入に対処できないのです」と仰っています。あちこちから通報される消火のために毎日消防車と救急車が出動していて、いざという大火事の時こそ出動しなければいけない消防車と救急車がいない状態なんですね。体内の医療崩壊状態ですね。

国立大学のある教授は、「炎症は、生命現象として常に体内で起こっている。急性では、閾値を超えたときに熱や痛みを伴う炎症となり、細胞の修復などを経て収束に向かう。閾値を出ない程度の弱い炎症が体内で続いている、いわば炎がくすぶっているような状態が持続することを慢性炎症という。慢性炎症が続くことで、将来的に生活習慣病が起きる。炎症として閾値を超えるかどうかは、年齢、喫煙、疲労、肥満等、様々なファクターが関係し、閾値自体も変動するため、数値化して慢性炎症を定義するのは難しい」と仰っています。

つまり炎症は悪いことではなく避けるべき現象ではないが、いつも慢性的に続くと個人差はあるが、閾値を超えると病気になってしまうとのことですね。やはりくすぶっている火をそのままにしておくといずれ全焼してしまう。体でいうと命を落とすことにつながるんですね。ある教授は、「つかみがいのある脂肪の中で、つかみどころのない炎症が！」と警笛を鳴らしていらっしゃいます。

とはいえ無理な運動や過度の食事制限は、逆にストレスとなりリバウンドしたり、拒食症や過食症にもなりかねません。適度な運動や散歩、腸内細菌を整えたり、食事の工夫も大切ですが、ある教授はなんと「毎日優しく穏やかな気持ちを持つ」必要性を説いていらっしゃいます。これは脳下垂体から愛情ホルモンとして知られる「オキシトシン」の分泌を促すためです。

幸せホルモンのオキシトシンは、夢の肥満薬とも言われています。

世界のオキシトシン研究をリードする教授は、『DIAMONDonline』の取材で、抗ストレス、家庭コミュニケーションの改善、臓器へのストレス軽減、不安の軽減、自閉症の改善、薬物・アルコール依存の改善、リラクゼーション効果、臓器（肝臓・すい臓など）へのストレス軽減、疼痛緩和、食欲抑制、肥満解消など、心身に縦横無尽に働くオキシトシンの多彩な効用が、世界中で続々と報告され始めたと仰っています。マッサージが「気持ちいい」と感じるのは、体へのコンタクトでオキシトシンの分泌が増加する一方、ストレス関連ホルモン（ACTH）の分泌が低下するためだとも言われています。

オキシトシンをマウスの中枢及び皮下、腹腔内に投与すると、摂食量、体重、内臓脂肪の減少、そして脂肪肝、耐糖能の改善、エネルギー消費量の増大が見られたと報告されています。オキシトシンは直接脂肪細胞に作用し、脂肪分解を促進します。また、すい臓のβ-細胞に作用しインスリン分泌を促進します。オキシトシンの鼻からの投与でも摂食量の減少が見られますし、体型に関係なくオキシトシンは甘いものの摂取量を抑制するというデータも出ています。

現代人の多くが「砂糖依存」という報告があり、この砂糖依存は血糖値の乱高下を引き起こし、肥満、糖尿病を助長させます。そのような観点からもオキシトシンは優れた「抗肥満薬」と考えられます。夢の肥満薬の実現に期待が膨らみます。

今できることは、ありがとうという言葉をかけることです。穏やかな気持ちを心がけ、オキシトシンを大いに分泌してこのストレス社会を乗り越えましょう。なんて言ったってタダですから。分泌して損することは何一つないんですから。明るく前向きに楽しむことが大切ですね。

食物繊維

昔から食物繊維は「かさ増し効果」と言って、便の体積を増やし、大腸を刺激して腸を活発化することで便秘にいいことは知られていましたが、エネルギーにならないとか吸収されないとか考えられて、食べ物のカスだと思われていました。

１９３０年代になって、アメリカの医学博士のケロッグ氏が小麦ふすまに注目し、便秘や大腸炎患者への影響を調査しました。ケロッグ博士が開発したコーンフレークはあまりにも有名ですし、ケロッグ博士が創設したケロッグ社は、日本でも知らない人がいないくらいシリアル食品で有名な会社ですよね。

小麦ふすまとは、小麦粒の「表皮の部分」をいいます。外国ではこの表皮の部分を「ブラン」と呼ぶため、小麦ブランとも呼ばれています。小麦ふすまは、食物繊維やマグネシウムだけではなく、ビタミンや鉄分、カルシウム、カリウムも豊富です。

その後１９５３年にイギリスの医師ヒップスレー氏が「dietry fiber（ダイエタリーファイバー）」という言葉を最初に使用しました。これが今でも使われていますね。

１９７１年には、イギリスのバーキット博士が食物繊維の摂取量が少ないと大腸がん発生のリスクが高くなるという「食物繊維仮説」を発表。それ以降、食物繊維に関する様々な研究が行われた結果、現在では、食物繊維は体に不可欠な栄養素、６番目の栄養素であると位置付けられました。脂質・糖質・タンパク質が３大栄養素、それにビタミン・ミネラルを加えたものが５大栄養素で第６の栄養素が食物繊維です。

食物繊維は、「人の消化酵素で消化・吸収されず、小腸を通過して大腸まで達する難消化性食品成分の総体」で、食物に含まれるイヌリン、ペクチン、セルロースや、キトサン等のことを指します。

食物繊維は、小腸では消化されず大腸まで運ばれ、腸内細菌のエサとなるのです。この腸内細菌のエサとなることが重要で、腸内細菌叢（腸内フローラ）が好ましい状態に改善されるのです。腸内に棲んでいる細菌は、菌種ごとの塊となって腸の壁に隙間なくびっしりと張り付いています。この状態は、品種ごとに並んで咲くお花畑（flora）に見えることから「腸内フローラ」と呼ばれるようになりました。正式な名称は「腸内細菌叢」です。

最近の研究では、整腸作用の他に血糖値上昇の抑制や、血中コレステロール濃度の低下や、痩せるホルモンや幸せホルモンを増やす作用など多くの有益な生理機能がわかってきています。幸せの3大ホルモンはオキシトシンとドーパミンとセロトニン。オキシトシンはやさしさホルモンと言われ、ありがとうと言うだけで分泌するんですよ。ありがとうを日々連発してくださいね。ドーパミンはやる気の元。達成感ややりがいを感じると分泌しますから小さな目標を設定してみてくださ い。明日は目覚ましなしで起きるぞとかエレベーターを使わず出勤するぞとか朝こちらから挨拶するぞとか。セロトニンは、ほとんどが腸で作られているのです。セロトニンが増えるとストレスやイライラが解消されて、体調がいいとか気持ちがいいといった感情を感じることができるのです。心と体の健康だけでなくやる気や集中力もアップします。

最近よく耳にする「腸能力」。代表的な腸内細菌は能力によって善玉菌と悪玉菌と日和見菌（体調が悪くなると悪さをする）の3種類に分けられます。そこで注目されているのが食物繊維の腸内発酵力。腸内環境を整えるには、善玉菌（有用菌）を取り入れるだけでなく、元気に大切に育てる必要があります。そうなんです、善玉菌が大好きなエサが発酵性食物繊維（腸で発酵した食物繊維）なんです。ポリフェノールも体にいいと言われてますよね。ポリフェノールは体に吸収されて効果があるのではなく、実は善玉菌のエサに最適だから結果的に体にいいんだと言われているそうです。

ポリフェノール研究の第一人者である田中隆治先生は、よくそのように仰っていました。星薬科大学の元学長で企業の基礎研究所長でもあった田中先生は、ワインを売るためにポリフェノールを世に広めたり、不可能と言われたあの青いバラを作られた方です。星薬科大学の学長時代には、よく学長室に遊びに行っていました。様々な研究成果を、マンツーマンでご講義を受けていたことを思い出します。気さくで優しい人柄ですが、研究者としては超一流で、大変お世話になった大好きな先生の一人です。

善玉菌は、悪玉菌（有害菌）の増殖抑制効果で腸内環境を整えたり、腸の蠕動運動を活発にして便秘を改善したり、免疫力を向上させて発がん性物質を分解したりもするとっても優れモノなんです。

超元気になりたければ、腸元気になることです。善玉菌は短鎖脂肪酸を作り出すことも解明されています。7種類検出されていますが、特に酪酸・酢酸・プロピオン酸の3種は、全身の免疫力向上、老化防止、肥満防止の効果が期待されています。短鎖脂肪酸は、食欲をコントロールします。少し食べ過ぎても、短鎖脂肪酸が多く出ていれば太らないんです。逆に短鎖脂肪酸が少なくなると、脂肪細胞は脂肪を取り込み、太っていくんです。すごいでしょ。腸は超能力を持っていますね。

食物繊維の必要量は「一日一回、規則的に排便がある」ことが目安となります。ある協会は、健康のバロメーターである「便」が大切なものであるということ、そして、便を通して子どもたちに自分の健康を守るための食や体のリズムの大切さを伝える参加型出前講座「バナナうんちで元気な子！　～生活リズムを整えよう～」を全国の小学校で実施しています。平成24年度には文部科学大臣賞も受賞しています。

これが理想！　美便のポイント

形：バナナ状、またはとぐろを巻く

量：バナナ1本から2本程度
固さ：ねり歯磨きのようになめらかでやわらかい
色：黄土色～茶色
におい：便臭はあるがきつい悪臭ではない
重さ：トイレの水に浮く
　バナナ状の便が、毎日同じタイミングで出るのがベスト。少しいきめばスルリと出て、排泄後に「スッキリとした爽快感」があれば、「美便」といえるでしょう。（大正製薬ＨＰより抜粋）

　食物繊維は、ほとんどの日本人には不足していると言われていますので、ＰＰＫ（ピンピンコロリ）を目指して、日々の食習慣に積極的に取り入れていきましょう。

衝撃

　２０２１年9月24日、顔認証20秒、顔の振動を見てコロナウイルスに感染しているかどうかがわかる検査システムを実際に体験してみました。

非接触でたった20秒、超小型カメラで顔の映像をパソコンに取り込み判定します。陽性を陰性と判定した偽陰性の確率が3・5％と論文に書いてあります。これが本当であればゲームチェンジャーになり得る画期的なシステムです。医療機関で採用しているPCR検査でも精度が約90％（北海道大学大学院医学研究院の豊嶋崇徳教授らの研究）。唾液を摂取してから判定が出るまで通常早くて1日はかかります。また検査費用も高い。

このシステムは、ロシア製でロシア政府の研究機関でデータもしっかりとられていますが、日本でのデータは全くとられていないので日本での承認はすぐには難しそうです。しかしながらこの開発者が世界的に有名な教授で、あのテロ対策のDEFENDER-Xの生みの親なんです。不審者を自動で検知する画像解析システムのすごさは実証済みです。録画でも不審者を特定してしまう優れもの。

DEFENDER-Xは人の精神状態を微振動で読み取り、不審者かどうか見極めるセキュリティシステム。このシステムで過去の巨悪事件を検証すると、なんと驚きの結果が。2013年のボストンマラソン爆弾テロ事件で、実行前に防犯カメラに映った犯人の動きを自動解析すると、なんと赤枠で囲んで不審者と判定するのです。後ろを歩いていた共犯者まで特定した映像を目の当たりにしました。今では、人の目では決して見えない犯行の兆候が、最新技術では、見える化できるようになっているのです。

東京オリンピックでも採用されました。唯一観客を入れた自転車競技の最寄り駅に、このシステムが導入されていました。また日本の誰もが知っている上場企業でも採用されたり、空港や港湾施設でも導入され実績は十分にあります。この振動システムをコロナウイルス検査に特化して作られたのだから興味深いですよね。日本で1台しかないこの試作システムの実証実験をやり始めます。正確でコストも安価で手軽にできれば、安心安全の社会に必要な画期的なシステムになるのではないかと期待しております。

私は、量子力学（素粒子以下のミクロの学問）を（群馬県沼田に現代の寺子屋を主催され、小中高生の才能を開花させるだけに留まらずに世界平和大学の設立に人生をかけている）開華GPE代表理事の大ちゃん先生から1年ほど学んでいましたので、人間の個別振動に関してはスーッと何の違和感や疑いもなく理解できました。生きていく上での人間関係・経済・時間・ゴール達成・過去を癒やす、そこの智慧が量子力学と教わっていましたから。線もつながっていないのに携帯電話で声が聞こえたり、携帯電話で写真が送れたりしますよね。これも全て量子力学で説明がつくのです。

人の体を見ていくと皮膚や臓器は細胞からできていて、その細胞は分子でできています。分子は原子からなり、原子は陽子と中性子と電子から成り立っています。まさに素粒子からできているのです。つまり素粒子とは、物を構成する一番小さい単位。イルカもジンベイザメも、パソコンも携帯も机もペンも、お米もお菓子も車も家も、木も岩も、お酒もコーヒーもみんな素粒子からできているのです。存在している全てのものは、素粒子からできているのです。宇宙はみな家族なんですね！　あなたもわたしも、空気も水も、コロナもインフルエンザもみんな家族ともいえますね。

小柴教授が、１９８７年に史上初めて観測に成功して２００２年にノーベル物理学賞を受賞したことで一躍有名になったニュートリノも素粒子の仲間です。目には見えませんが存在が証明されているのです。

そこで素粒子の性質ですが、素粒子は粒子性（つぶつぶ）と波動性（波）の両方の性質をもっています。光の素粒子を光子（みつこではなく、こうし、フォトン）と呼びます。同じ波同士で共振することを引き寄せの法則といいます。幸せ〜、楽しい〜と思うと幸せや楽しいを引き寄せます。ダメだ〜、最悪〜と思うとダメだ〜、最悪〜を引き寄せてしまうのが引き寄せの法則です。この法則をうまく使うことによって生きやすくなります。「やれる、完璧、絶好調」と心の中で唱えて親指と小指で作るＯリングの強さと、「できない、失敗する、落ち込む」と心の中で唱えて作るＯリングの強さでは雲泥の差がでます。力の入り具合が言葉や思いで変わってくるのが実体験できます。

波動性（波）とは、熱や意志・思考、言葉や祈りや愛なんかもそうですがエネルギーです。波動関数の式でいえば、意識を向けたものの確率が１に近づくのです。つまり絶対にやり遂げたいものや、なりたいものに意識を集中させて確率を１に近づける＝１００％にするんです。多くを願うと分散するので波動関数からすると達成しないのです。

つまり、目標、ゴールイメージを強くもち、そこへの情熱、わくわく感、楽しさ、感謝などの強い感情が伴ったとき、集中して波が揃ったときに強いフォトンが出て物質化現象が起こると大ちゃん先生から論理的に教わりました。


病は気からとよく言いますが、証明できるんです。私の尊敬するドクターは、特に大事なのが心の養生であり、自然治癒力・免疫力を最も高めるのは「心のときめき」だと仰っています。いくつになってもときめきは大切なんですね。人生楽しむことです。

健康や命より大切なものはありますか？　会社の仕事や遣り甲斐も大切ですが、それもみな健康の上に成り立っています。会社は皆さんの労働力に対価を支払っているんです。

いやならつらいなら、そこにしがみついている必要はありません。命より大切なものなんてないんですから。そう思いませんか？　楽しくいきましょう。立ち止まったり、辞めたり、シャットダウンすることも時には良き選択なんです。この選択肢をいつでも行使できることを知っていればもう少し頑張れます。いや顔晴ればいいんじゃないですか。少々の遠回りなんて、何の問題もありませんよね。

また医学的に波動や電磁波を積極的に治療に取り入れているのが、仙台の丸山アレルギークリニックの丸山修寛院長先生。東洋医学と西洋医学に加え、電磁波除去療法、波動や音叉療法にも取り組む大人気の先生なんです。

波動で治す治療とはどんなものか。百聞は一見に如かず、さっそく仙台へ。あまりにもユニークで度肝を抜かれます。

まず診療開始直前にクリニックに到着するとその時点で2時間待ち。診察は下の名前を親しみを持って呼ばれ、中に入るや否やあなた○○が悪いよと。次に私の名前と誕生日から数秘で私固有の数字が出され音叉療法がスタート。看護師さんが私の腰や背中にクスリ絵（丸山先生が研究開発された、貼るだけで体の不調が消え、運気が上がる幾何学アートのクスリ絵は、数学や物理学、神聖幾何学、古代カタカムナ文字の概念を取り入れ常識破りの研究に20年以上も取り組んできたもの）を貼ってくれます。次にOリングによる漢方の選定。次の部屋に通されると電磁波が遮断された傘の下で瞑想。次から次への未知との遭遇。約1時間ほどの診察、治療、レクチャーを頂き帰路につきました。

固定観念を捨て東洋医学のように全体を関連付けて、陰もあれば陽もある、見る位置によっても変わってきます。絶対とは言い切れない場合が多いですね。

視野を広げ、視点を増やし、視座を高めて行きましょう。

物事を深掘りする虫の目も大切です。流れを読む魚の目も重要です。俯瞰して物事を見る鳥の目を忘れずに。

美容医療の市場について

美容医療の市場規模推移は
２００９年　２５００億円
２０１４年　２８００億円
２０１７年　３３００億円
２０１９年　４１００億円
程度と最近になってますます急拡大しています。
現場の先生にお聞きすると、コロナの流行からマスク着用が当たり前になり、それに伴って整形する人が増加しているそうです。
実際の現場感では２０２２年現在はさらに拡大しているようで、年々男性の整形も増えているようです。

やってはいけない整形3選

① アクアフィリング

アクアフィリングとは、欧州で2004年に開発された注入剤の名称で、親水性ゲルであり98％の水分と2％のポリアミドで構成されています。豊胸や臀部のボリュームアップ、顔の輪郭形成に使用されています。

永久的に生理食塩水で溶けると謳われていましたが、全く溶けないようです。体に残り続けるため、感染した際には、切開し生理食塩水で洗い流すことを何回も繰り返さなくてはなりません。美容外科学会でも注意喚起されていて、入れて後悔している人が多く、デメリットが高いので絶対に入れてはいけません。

② オステオポール

オステオポールとは、メッシュ状の3Dボールで、PCL（ポリカプロラクトン）でできた人工物で2年ほどで溶けると言われています。

鼻先に挿入するとメッシュ内に肉芽組織が入り込むため、ご自身の組織によって鼻先の高さを変えることができる夢のような素材で、出したり向きを変えるなどの変化を出すことができます。

不適切な使用により、皮膚の菲薄化や貫通する事例が多発しています。素材がＰＣＬのため、吸収されると言われていますが、実際にはほぼ吸収されずに体内に残り続ける人が多いので、絶対に入れてはいけません。

③ ぷるぷる注射

ぷるぷる注射は、ご自身の血液から抽出した多血小板血漿（Platelet Rich Plasma：PRP）を、美容医療に応用した肌再生治療です。クマ治療やおでこの丸み出しに用いられることが多いです。

血小板の内部には天然の成長因子が多量に含まれており、その成長因子が様々な細胞を活性化することで、組織を再生・修復します。なお、血小板由来成長因子の効果を最大限に引き出すために、医療用成長因子（ＦＧＦ）を微量配合しています。

ＰＲＰ＋ＦＧＦが配合されており、注射後に脂肪が勝手に延々と増殖し、過剰定着する人がいますので絶対に入れてはいけません。

一度考えた方が良い整形3選

基本的には切開と減らす施術はよく考えてから実施してください。

① 二重切開法

やり直しがかなり難しく、修正をしても希望の二重が手に入らなくなる可能性もあります。まずは埋没で自分の理想をしっかりと把握し、それでも切開しないと理想に近づかない場合に、切開は検討した方がよい方法です。また二重は流行があるため、今良いと感じていても将来的にはデザインを変えたいと思う人がほとんどのようです。

② 脂肪吸引

体の脂肪細胞は様々なホルモンも分泌しており、それが減ることで体に様々な弊害があります。また部位によっては死亡事故も発生しています。

あくまで皮下脂肪の吸引であるため、太っている人はまずはダイエットから始めて内臓脂肪もしっかり減らしてください。全体は痩せているが、部分的に太っている場合には、良い施術です。

③ 口角挙上

唇横を切開して口角挙上する処置です。場所的に傷跡が目立つことと、挙上された部位は赤い色味もないため後悔している人が多いので検討してください。

オススメの整形3選

① 二重整形

やって良かった！　人生が変わった！と言う人が最も多い日本で最も人気の施術です。簡単にやり直しも可能であるため、いつでもデザイン変更が可能です。施術も10〜15分程度で、腫れも2〜3日で落ち着く人が多いです。アイプチで被れがあると、皮膚が伸びたり硬くなったりするので、二重整形で理想の形にすることが難しくなってしまうケースもあるので注意が必要です。

② 目の下のクマ取り

クマがあると、年齢がかなり上に見えてしまったり、疲れて見えてしまいます。またクマが出ていると涙袋も見えなくなるため、目の下が膨らんでいる人や涙袋がない方は施術した方が良いですね。施術時間は10〜20分ほどで終了します。腫れは1〜2週間で落ち着く人が多いです。

③ 糸リフト

マスク美人と呼ばれる人はフェイスラインのもたつきがある人が多いのが特徴です。

糸リフトは10分ほどで終わりますが、見た目のダウンタイムはほとんどなく、フェイスラインをスッキリさせることができます。

思い立ったらどうしたら良いかをお伝えしますね。

① まずは技術を評価します。

ＳＮＳの症例写真などで実績等を十分に調べてください。

② 次に口コミを確認して裏付けをとります。

ネットの口コミや友達の口コミなどは必須です。

③ 最後に丁寧かどうか優しいかどうか人柄を調べることが最も重要です。

話しやすい雰囲気があり、丁寧に時間をかけてくれないと理想の仕上がりには基本的にはなりませんので、動画サイトの動画や口コミなどできめ細かく調査してくださいね。相性がとても大切です。

腫れやすい体質とは？

内出血が出やすい方、浮腫みやすい方や痛みを感じやすい方は、腫れやすい傾向にあるようです。

日本有数の技術を持つ相良卓哉先生（T CLINIC）に私におすすめの整形をお聞きしました。

基本的には若返り＝昔の状態に戻る施術を3つピックアップしてもらいました。

①目の下のクマ取り

概要：目の裏側の結膜から、膨らみの原因の眼窩脂肪を摘出する施術です。

ヒアルロン酸注入や脂肪注入が必要な場合は別途料金がかかります。

膨らみの程度によっては、切開法が適応になるが、私の場合は切開は不要のようです。

上顎骨の骨吸収、深層脂肪の吸収、コラーゲンの減少があるので、ヒアルロン酸3cc、スネコス注射を複数回も行った方が仕上がりは良くなるようです。

ちなみに「スネコス注射」とは、非架橋の低分子ヒアルロン酸と6種のアミノ酸を特許比率で配合した製剤を真皮層に注入することで、コラーゲン・エラスチンの合成を同時に誘発し、肌の弾力やハリを回復させていく治療です。

② AGA治療

概要：内服と成長因子のメソセラピーで育毛治療を行います。期間は1〜2年。

AGAクリニックの繁栄には、成長因子の導入が背景にあります。成長因子は幹細胞の培養上清であり、投与することで内服よりも高い治療効果を期待できます。成長因子の質の高さは、含有している成長因子の量に比例します。T CLINICでは、他院の最低6倍、最大400倍の成長因子を含有しています。

私の場合、治療効果を実感できるのは3〜6ヶ月、治療期間は1〜2年がおすすめとのことです。凄いでしょ。頭頂がふさふさになって学生への講義ができることを心から願っております。

発毛治療におけるメソセラピーは、注射などにより有効成分を頭皮に直接注入する最先端の治療方法として着目されています。メソセラピー（mesotherapy）のメソ（meso）とは「中間」、「中央」という意味です。

施術の効果を最大限に得るために頭皮表面から1・5㎜程度の深さに成分を注入するのがメソセラピーでは一般的で、これは筋肉及び血管への注射や薬の内服を内側の治療、外用薬の塗布を外側の治療としたときに、ちょうど両者の中間にあたるような治療方法となります。このことから、中間の治療という意味で、メソセラピーと呼ばれるようになりました。

③ 幹細胞培養上清点滴

概要：成長因子を体内に導入することで、体のあらゆる細胞を活性化します。それに伴い、脳の活性化、臓器の活性化、体の不調の改善、血液データの改善、病気の予防などに効果的です。2週〜1ヶ月に1回点滴をすると、上記の効果を得ることができます。

自分の幹細胞を直接体内に入れることも可能ではあるようですが、費用は高いようです。培養上清は幹細胞と同様の効果が期待でき、費用は比較的抑えられます。

あくまで成長因子の導入のため、免疫反応がなく、他人の幹細胞からの成長因子であっても副作用などは生じることなく、安全な治療と言えます。

他にはＨＩＦＵ、糸リフトあたりもおすすめとのことですのでチャレンジしますね！

ＨＩＦＵ（ハイフ）とは正式名称High Intensity Focused Ultrasoundの略称です。「高密度焦点式超音波治療法」のことを言います。

しわを引き上げる「リフトアップ治療法」の一つで、超音波で肌のたるみを改善する方法です。皮下組織や筋膜に超音波を照射して、熱によって肌を内部から引き締め・引き上げます。

女性専用クリニックをご希望の方は、皮膚を通して全身を診る女性のためのクリニック「私のクリニック目白」で相談してみてください。まずは最先端技術の凄さや先生の人柄に直接触れてみてください。感動しますよ！

ＶＩＯ脱毛について

若い女性はかなりの確率でＶＩＯ脱毛をしています。男性もＶＩＯ脱毛をしている方が増えているようです。

高齢者のＶＩＯ脱毛も増加していますが、これは介護のしやすさが背景にあります。

脱毛は基本的には濃い部分は、回数が必要な傾向にあります。エステの脱毛は細胞を壊すことができず、あくまで減毛効果しかありません。そのため基本的には医療脱毛を選択することがおすすめです。また機械によって効果が全く異なるため、しっかりと質の高い機械を導入しているクリニックで施術を受けることが推奨されます。予約の取りやすさも必ず事前にチェックしておく必要があります。

髪の毛は増やせるの？

男性の30％はＡＧＡという男性ホルモンが関与している脱毛症を発症しています。ＡＧＡは「Androgenetic Alopecia」の略称で、男性型脱毛症とも呼ばれています。成人男性が発症する脱毛症で、徐々に薄毛・抜け毛が進行する疾患です。おでこの生え際か頭頂部、あるいはその両方の髪の毛が薄くなっていくのが特徴です。20代で10％、30代で20％、50代で40％がＡＧＡと言われています。ＡＧＡは適切な治療を行えば、ほとんど完治するんですよ。ただし発症から時間が経てば経つほど、治療期間は長くなり治療効果も減少します。

また女性の場合はＦＡＧＡという名前で、治療方法が若干異なります。ＦＡＧＡ（女性男性型脱毛症）とは、女性の薄毛の総称を指す言葉です。１９６４年ごろから研究が始まったとされており、当初は男性のＡＧＡ（男性型脱毛症）と同じものだと考えられていました。そのためＡＧＡに英語で女性を意味する「Female」の頭文字をつけた、ＦＡＧＡと呼ばれてきました。こちらの原因は女性ホルモンの乱れが多く、症状は全体的に毛が抜けてきます。男性より治療が難しいことが多いようです。

整形で痩せられるの？

消費カロリーを増やし、摂取カロリーを減らせば必ず痩せられます。それを一人一人に応じて最先端クリニックでは提案してもらえます。脂肪吸引の場合、吸引した分の体重は減少します。ただし脂肪細胞の減少に伴って、脂肪細胞から出るホルモンのバランスが乱れます。それに伴って、逆に体の不調や体重増加をきたす可能性があるため、脂肪吸引はあくまで部分痩せの手段とした方が良いとご理解くださいね。

美容整形のメンテナンスについて

30代までは二重整形、鼻整形、脂肪溶解注射、脂肪吸引など「形を作る整形」と「減らす整形」の2つがおすすめで、メンテナンスが不要なものが多いです。

30代以降はボトックス、ヒアルロン酸、スネコス、クマ取り、糸リフトなど「若返りやアンチエイジングの整形」がおすすめで、メンテナンスが必要なものが多いんです。ボトックスは3ヶ月スパン、ヒアルロン酸は1～2年スパン、スネコスは2週間スパン（4～6回で終了）です。放置すると完全に元に戻すことは極めて難しく、また費用もかなり加算されてしまいます。皮膚が弛む前に、シワが刻まれる前に対処するのがアンチエイジングの基本なんですね。

何はともあれ、綺麗になるために頑張ってお金を工面した結果、望む姿になれるなら嬉しいですよね。しかし「えっ！　こんなはずでは」とか「なんでこうなっちゃうの」といった結果になっては悔やんでも悔やみきれませんよね。だからまずは安さも大切ですが信用信頼できるクリニックを見つけること。よく話を聞いて納得してすること。セカンドオピニオンも大切です。

私で良ければいつでも相談にのりますし、皆さんが良いと思われるクリニックでお聞きになった上で是非日本一の最先端クリニックでもご相談してみてください。この業界のプロの私が通うクリニックですのでおすすめです。

相良先生にこんな質問をしてみました。

先生ならどこで整形手術をしますか？とお聞きしたら、自分が2人いないので今はまだ検討中だとか（笑）。

少しでもお役に立てれば幸いです。

最先端クリニックで見た目はある程度変えられますが内面を変えることがもっと大切です。

外見を変えることで内面が変わるのであれば最高ですね。

心が変われば行動が変わり、行動が変われば習慣がかわり、習慣が変われば人格が変わり、人格が変われば運命が変わるのですから。その心が変わる所が最も時間と労力がかかります。外見が変わることで生きやすくなるのなら、是非最先端クリニックの門をたたいてみてください。人生変わりますよ。

認知症

わが国の認知症高齢者の数は、２０１２（平成24）年で４６２万人と推計されており、２０２５（令和７）年には約７００万人、65歳以上の高齢者の約５人に１人に達することが見込まれています。今や認知症は誰もが関わる可能性のある身近な病気です。

厚生労働省では、団塊の世代が75歳以上となる２０２５年を見据え、認知症の人の意思が尊重され、できる限り住み慣れた地域のよい環境で自分らしく暮らし続けることができる社会の実現を目指し、新たに「認知症施策推進総合戦略〜認知症高齢者等にやさしい地域づくりに向けて〜」（新オレンジプラン）を関係府省庁と共同で策定（平成27年１月27日）し、その後、数値目標の更新や施策を効果的に実行するための改訂をしました（平成29年７月５日）。

関係府省庁

内閣官房、内閣府、警察庁、金融庁、消費者庁、総務省、法務省、文部科学省、農林水産省、経済産業省、国土交通省（厚生労働省HPより抜粋）

「認知症」とは老いにともなう病気の一つです。さまざまな原因で脳の細胞が死ぬ、または働きが悪くなることによって、記憶・判断力の障害などが起こり、意識障害はないものの社会生活や対人関係に支障が出ている状態（およそ6か月以上継続）をいいます。記憶障害と判断力障害があり、社会生活や対人関係に支障が出ている状態を認知症といいます。

我が国では高齢化の進展とともに、認知症の人数も増加しています。65歳以上の高齢者では平成24年度の時点で、7人に1人程度とされています。なお、認知症の前段階と考えられているMCIの人も加えると4人に1人の割合となりますが、MCIの方がすべて認知症になるわけではありません。MCIとはMild Cognitive Impairmentの略で正常と認知症の中間ともいえる状態のことですが、日常生活への影響はほとんどなく、認知症とは診断できません。MCIの人のうち年間で10～15％が認知症に移行するとされています。また、年齢を重ねるほど発症する可能性が高まり、今後も認知症の人は増え続けると予想されています。（政府広報オンライン参照）

65歳以上の3079万人の高齢者における認知症有病者は全体の15%（462万人）、認知症の前段階といわれるMICの高齢者は全体の13%（400万人）。【平成24年の厚生労働省の資料】

年をとればだれでも、思い出したいことがすぐに思い出せなかったり、新しいことを覚えるのが困難になったりしますが、「認知症」は、このような「加齢によるもの忘れ」とは違います。

例えば、体験したこと自体を忘れてしまったり、もの忘れの自覚がなかったりする場合は、認知症の可能性があります。

「加齢によるもの忘れ」と「認知症によるもの忘れ」には違いがあります。

例えば朝ごはんに何を食べたかを忘れるのが加齢によるもの忘れで、食べた事自体を忘れるのは認知症によるもの忘れ。もの忘れの自覚があるのが加齢によるもの忘れで、自覚がないのが認知症によるもの忘れ。探し物に対して、自分で努力して見つけようとするのが加齢によるもの忘れで、誰かが盗ったなどと、他人のせいにすることがあるのが認知症

による もの忘れ。

また、認知症の疾患として、代表的なものは次のとおりです。いくつかの認知症の原因として、異常なタンパク質が脳に溜まることや、脳の神経細胞が死ぬことにより発症することが報告されています。

● アルツハイマー型認知症

最も多いパターン。記憶障害（もの忘れ）から始まる場合が多く、他の主な症状としては、段取りが立てられない、気候に合った服が選べない、薬の管理ができないなど。

● 脳血管性認知症

脳梗塞や脳出血、脳動脈硬化などによって、一部の神経細胞に栄養や酸素が行き渡らなくなり、神経細胞が死んだり神経のネットワークが壊れたりする。記憶障害や言語障害などが現れやすく、アルツハイマー型と比べて早いうちから歩行障害も出やすい。

● レビー小体型認知症

幻視や筋肉のこわばり（パーキンソン症状）などを伴う。

●前頭側頭型認知症
会話中に突然立ち去る、万引きをする、同じ行為を繰り返すなど性格変化と社交性の欠如が現れやすい。

なお、遺伝によるケースは稀であり、さらに働き盛りの世代でも発症するおそれもあることから、認知症は誰にでも起こりうる病気と言えます。（政府広報オンラインより抜粋）

予防方法はあるの？　発症したら治らないの？

日ごろの生活管理と早期診断・治療が大切です。
認知症の大部分を占めるアルツハイマー型や脳血管性認知症は、生活習慣病（高血圧、糖尿病、高脂血症など）との関連があるとされています。例えば、野菜・果物・魚介類の豊富な食事を心がけたり、定期的な運動習慣を身に付けたりと、普段からの生活管理が認知症の予防につながることがわかってきました。
症状が軽い段階のうちに認知症であることに気づき、適切な治療が受けられれば、薬で認知症の進行を遅らせたり、場合によっては症状を改善したりすることもできます。早期診断と早期治療によって、高い治療効果が期待できるのです。

認知症の早期診断・早期治療につなげるために、自分自身や家族・同僚、友人など周りの人について「もしかして認知症では」と思われる症状に気づいたら、一人で悩まず専門家などに相談しましょう。


主な相談先は、かかりつけの医師や医療機関の「もの忘れ外来」のほか、次のとおりです。

● 公益社団法人　認知症の人と家族の会「全国もの忘れ外来一覧」
● 地域包括支援センター
下記のウェブサイトから検索できます。

e-65.net（イー・ローゴネット）の「認知症・地域支援マップ」ページの画面クリックすると当該サイトが開きます。
● 認知症の電話相談（公益社団法人　認知症の人と家族の会）
電話番号　0120-294-456
受付時間：午前10時〜午後3時
（月〜金　※祝日除く）

携帯電話・ＰＨＳの場合は０７５‐８１１‐８４１８（通話有料）

このほか、全国47か所の支部でも電話相談を受け付けています。

精神機能に影響する神経伝達物質

私たちの脳内では、細胞から細胞へ情報が伝えられています。その細胞から細胞をつなぐ部位のことをシナプスと呼んでいます。

このシナプスの間を行ったり来たりするのが神経伝達物質です。約20種類ある神経伝達物質の中で、代表的なものは、ドーパミン、ノルアドレナリン、セロトニン、ＧＡＢＡ、グルタミン酸、ヒスタミンです。

この神経伝達物質には促進に働くものと、抑制に働くものがあります。促進ではドーパミン、抑制ではＧＡＢＡなどがあり、バランスが崩れることで、精神的な疾患をきたします。

精神症状と関連が深いドーパミン、ノルアドレナリン、セロトニン、ＧＡＢＡの４つの神経伝達物質について、紹介します。

ドーパミン

ドーパミンの過剰な放出が起きることで幻聴や幻覚や妄想といった症状を作り出してしまうのです。また逆にドーパミンの放出量が少なくなると、意欲障害や認知機能障害などの症状が出現します。

ノルアドレナリン

ノルアドレナリンはドーパミンの代謝産物であり、ノルアドレナリンの代謝産物は副腎皮質でアドレナリンとなります。ノルアドレナリンは、脳が覚醒して人間特有の高い機能を発揮するための神経伝達物質といわれています。ノルアドレナリン量が過剰になると、不安や恐怖、焦燥が出現し、代謝物であるアドレナリンも増えることで、その不安や焦燥は助長されます。逆にノルアドレナリン量が少なくなると、覚醒度が低下し、睡眠障害が生じます。

うつ病における早期覚醒の要因の一つといわれています。睡眠は大切です。成人では、約90分の催眠サイクルになっていて、「ノンレム睡眠」は深い眠りで脳を休ませ、成長ホルモンを分泌し、生体機能を整える効果があります。「レム睡眠（急速眼球運動睡眠）」は、浅い眠りで体を休養させながら、脳は活動して、生活で得た情報を整理する働きがあります。夢も、多くは「レム睡眠」の時に見ていることが知られています。

セロトニン

トリプトファンという必須アミノ酸から合成されるのがセロトニンです。必須アミノ酸は、体内では大量に作り出すことができないため、食物からその大半を摂取する必要があります。トリプトファンは、肉や魚といった動物性タンパク質や豆類などの植物性タンパク質に多く含まれています。

セロトニンは、他の神経伝達物質の監視役で不安定な状態を補正して精神状態の安定化を図ります。セロトニンの量が不足すると、全ての機能が低下し頭痛や下痢や便秘などの症状となって現れます。また、精神領域では、うつ、不安、パニック発作、睡眠障害（覚醒異常）、食欲の異常（主に過食）などを引き起こします。

メンタル障害のきっかけは、セロトニン量が減少することから始まるといわれています。

ＧＡＢＡ

ＧＡＢＡは、ガンマアミノ酪酸の略称です。機能は、興奮に対する抑制です。脳内では興奮の神経伝達物質であるグルタミン酸からつくられますが、グルタミン酸とＧＡＢＡの機能は真逆です。

ＧＡＢＡは役目を終えると新しいアミノ酸へと姿を変えます。

唾液認知症検査

高速液体クロマトグラフ法（ＨＰＬＣ）を用いた認知症スクリーニング検査がいよいよ登場します。これは、ドーパミン、ノルアドレナリン、セロトニン、ＧＡＢＡの４つの項目を測定することで、ヒトの認知症の進行度を調べます。

メリットとしては、

①この検査は、髄液や血液を採取する必要が無く、唾液を検体にするので被験者の体に対する痛みや感染リスクといった負担が少ない。

②検査にかかる費用が安価（骨髄を用いる検査の場合10万円以上の費用がかかる）。

③測定時間が早い（1時間以内）。

このように手軽に検査できるキットが株式会社イメージワンのラボから販売されることで、認知症の進行度合いが把握できれば早期治療に移行できＱＯＬ向上と健康寿命の延長につながります。皆さんセルフメディケーションとしてPrevention is better than cure. ですね。お互い一緒に助け合いながら楽しんで過ごしましょう。

第五章　妊娠と出産

妊娠とは？　未妊とは？　不妊とは？

妊娠とは？

今更ですが、「妊娠」とは、女性の「卵子」と男性の「精子」が出会うことから始まります。

卵子はホルモンの働きで6ヶ月以上かけて成長してから排卵され、射精された精子と卵管で出会い受精します。受精した卵、受精胚は細胞分裂を繰り返しながら卵管から子宮へ到達し、子宮内膜に着床します。着床した受精胚は標準的な日数として280日間かけて成長し赤ちゃんとして出産されます。

生理（月経）とは？

受精しなかった卵子も子宮で着床しますが、妊娠しなかったときは子宮内膜が子宮からはがれ月経となります。月経が始まると子宮内膜は次の着床のために増殖を始め、このサイクルが毎月繰り返し行われます。

未妊とは？

「未妊」とは、整わない環境や将来への不安、心身が変化することへの恐怖などが原因で、妊娠の準備が整っていない状態です。そのため、「不妊」とは違うと定義されています。

決して妊娠できない体ではありません。不規則な生活を見直し、寝不足を改善したり、趣味を楽しんだり、食生活を改善するだけで「妊娠するために、心身共に健康的な状態にしておく」という準備が整います。現代は、ストレス社会と言われていますので、頑張らないことを頑張ることで心と体の準備をしておいてください。

不妊とは？

「不妊」とは、妊娠を希望する性生活（妊活）をしても、妊娠に至らない状態です。何らかの治療をしないと妊娠に至らないことを「不妊症」と呼びます。不妊の原因が明確な場合を「器質性不妊」、原因不明な場合を「機能性不妊」といい、クリニックを受診するカップルの10～30％は原因不明です。

以前は「結婚後、2年間妊娠しない状態」を不妊と定義していましたが、昨今は晩婚化により結婚後1年間妊娠の兆候がなければ、専門クリニックでの受診を推奨しています。

不妊と年齢

妊娠や出産には「年齢」が大きく関係し、妊娠しやすさ（妊孕性）は年齢が若いほど高く、加齢により流産率が高まる傾向があります。卵子年齢や精子年齢は年齢と同じであることが知られており、妊娠にはタイムリミットがあります。不妊治療をしたとしても女性の年齢が35歳時と40歳時では妊娠成立率が違います。

なかなか妊娠しないときは？

不妊の原因を自分たちで気づくことはとても難しいことです。

妊娠のプロセスのどこかでトラブルがあれば妊娠には至りません。受精のタイミングが合わずに不妊になるケースは意外に少ないと言われています。妊娠しにくい原因を調べる検査は男性女性にそれぞれあり、原因がわかれば、それを補う治療を行うことができます。

不妊の検査

自分たちの体が妊娠できる状態か、妊娠のトラブルになることがないかを調べるのが不妊の検査です。

男性の検査は精液の検査で、精液の量や濃度、精子の運動量などを調べます。今では検査キットが手軽に購入できて、病院に行く前のファーストステップとして、自宅で気軽に精子の健康診断ができるのです。是非トライしてみてください。

女性の検査は月経周期に合わせて行われ、血液検査でホルモンや卵巣に残った卵子の量や子宮や卵管の状態などを調べます。女性の検査は1～3ヶ月程度と男性の検査よりも時間がかかります。

原因がわかれば治療もできることが多いので早めに2人で検査を受けることが大切です。具体的には、パートナーと将来子どもを持つことを望む際には、「ブライダルチェック」のような検査を女性だけではなく男性も受けるべきです。

妊活にとても大切なコミュニケーション

妊娠を希望している時の未妊の時期や、不妊症と診断される前は見通しがたたず強いストレスを感じてしまい、ホルモンや健康にも悪い影響を及ぼしてしまいます。妊活も妊娠も1人ではできません。カップルで一緒に学び、一緒に歩んでいくことがとても重要です。2人のコミュニケーションをスムーズにするために、検査や治療をスタートする前後のプロフェッショナルとのコミュニケーションはとても有効です。

妊活に必要な健康な体づくり

精子は約2ヶ月半、卵子は約6ヶ月かけて成長することからもわかるように、妊活には健康な状態を維持することがとても大切です。妊娠と出産だけでなく、長い育児期間を健康に過ごすためには、毎日の規則正しい生活や食事、運動を心がけることがとても大切です。

不妊治療について

検査により妊娠しにくい原因が見つかった場合は治療をして妊娠を目指します。特に問題が見つからない場合は妊娠の可能性を高めるための治療を行います。タイミング法→人工授精→体外受精→顕微授精というステップで進んでいくことが一般的ですが、不妊原因や年齢により、クリニックの診断ごとに治療方針が変わります。この度2022年4月からの不妊治療の保険適用の開始で、一組一組のカップルごとにチャンレジできる幅が広がります。

不妊症の診断と治療の方針や治療実績は、個々のクリニックにより違いがあります。


【生理的な妊活アプローチ】

栄養・運動・休養・性生活……

女性は排卵や月経、男性は精巣や射精リズムのウエルネスケアが重要です。

妊活とは、妊娠準備に良い生活スタイルのこと。妊娠を考える前でも、普段から冷え性や貧血などを改善しておき、栄養・運動・休養のバランス良い生活で免疫力を高め、健康度の高い体を維持する生活が大切です。


【栄養】

妊娠後の健康診断で栄養指導される「良質なタンパク質」「鉄分」「マグネシウムやビタミン」の摂取などは妊娠前から体調を整えるためにも有効です。糖質を摂りすぎるとホルモンの分泌や働きに影響があり排卵の妨げになる可能性もありますので、糖質の摂りすぎに気をつけて良質なタンパク質を意識して摂りましょう。ビタミンやミネラルが豊富な新鮮な野菜や果物、腸内環境を整えビタミンの生産や免疫力を向上させる食物繊維の豊富な玄米や全粒粉小麦などもおすすめです。食生活の基本は毎日の食事、様々な食材を取り入れたバランス良い食事を1日3食、よく噛んで食べることが大切です。

【運動】

定期的なウォーキングなどの有酸素運動など、運動は妊娠準備のためにも有効です。運動により、体力や持久力、免疫力を高めておくことは、子育ての準備そのものです。肥満も痩せすぎも妊娠しづらい要素であるのは、体脂肪率や基礎代謝などが関連していると考えられます。ストレッチなど深部の筋肉をしっかり動かすことで、末端の毛細血管への血流も良くなり、冷え性が改善され副交感神経が優位になります。健康な身体能力を高めていくために、適度な運動は妊活プログラムの中でもおすすめです。

【休養】

緊張やストレスで月経が遅れることは多くの女性が経験しています。緊張していると交感神経優位、リラックスしていると副交感神経優位となります。常にストレスフルな交感神経優位な状態ですと、心理的にも「闘争・逃走」モードとなり、精神的にも休まりません。疲労が蓄積している実感があるときは、不眠などの睡眠障害や、緊張による頻尿など、体がサインを出してくれますが、精神が気づいていない場合もあります。22時から2時の時間帯は成長ホルモンが大量に分泌され、睡眠に適した時間と言われていますが、実は最新科学では、入眠から3時間までがゴールデンタイムとも言われています。眠りにつくと成長ホルモンが生成され始め、3時間を過ぎると分泌がピークを迎えるため、睡眠の質と量のバランスも大切です。成長ホルモンをたっぷり分泌させるには、夜間にしっかり眠りましょう。また、適した睡眠時間は人それぞれであり、睡眠時間の不足は心身に悪影響をもたらしますのでご注意ください。

朝晩の時間進行は、メラトニンとセロトニンというホルモンが調整しています。仕事の都合で深夜作業もする現代社会は、無意識のうちにホルモンバランスも崩れ気味です。

建設的に合理的に体の休養をマネジメントし、妊娠しやすいリラックスした心身を準備していきましょう。

【心理的な妊活アプローチ】

心のバランスのとり方を、知ることから始めましょう。

健康な体と心を作り、リラックスして過ごすことが妊娠への近道と言われています。本当は何も気にせず、大好きな人と幸せに一緒に過ごすことがとても大切です。

しかし、私たちは毎日、周りの環境や人との関係の中で多くの影響を受けて生きています。良い影響を受けることもあれば、時にストレスとしてマイナスの影響を受けることもあります。妊活は体だけでなく、心ととても深い関係があります。体が健やかでない時には不安や感情の起伏が大きなストレスになり、体が反応してしまいます。若くて妊娠の可能性の高い人でも、ストレスでホルモンバランスが崩れることで妊娠しにくくなる事もあります。しかし、このようなホルモンバランスの崩れは、パートナーや近親者の支えで抑えられることもわかっています。

また、不妊治療はそのものによって、ストレスを感じてしまうものです。解決法としては「ご褒美」として楽しいことを一人もしくはパートナーと同時に予定することです。その他、治療仲間と励まし合ったり、外に出て気分転換を行うことなどによって、日常生活を楽しくハッピーに過ごすことが重要です。

大好きなパートナーを支えるためには、しっかりと声をかけ合い、一緒に考えて、一緒にアクションすることが大切です。そのためにまずは自分の不安や悩みや我慢していることを自分で認識し、パートナーと話し合うことが第一歩です。もちろん、専門家や医師に相談したり、カウンセリングを受けたりといった心のメンテナンスも重要です。isshoni（妊活支援プラットフォーム「いっしょに」株式会社イメージワンＨＰ）ではパートナーとともにささえ合いながら、心と体を健やかな状態に整えられるよう、カウンセリングやセルフケアに役立つ検査キットなどのご紹介もしていきます。

【病理的な妊活アプローチ】

検査と治療で妊活をサポート。

保険適用でより多くのカップルに医療を。

妊娠したいと思って避妊せずにセックスをすれば、半年から1年以内に妊娠する確率が高いと言われています。しかし妊娠の可能性は男女とも加齢にしたがって下がってしまい、また、流産する可能性も加齢とともに上がってしまいます。女性は20代後半から少しずつ妊娠する力が弱くなり、35歳以降はさらに妊娠しにくくなると言われており、男性も高齢になるにつれて生殖機能が落ちていきます。

妊娠しにくい原因は男女ともに様々ありますが、子どもができにくいかもと思ったら、なるべく早く不妊の検査を受けましょう。原因がわかれば、排卵をお薬で促したり、足りないホルモン分泌をお薬で補うなどの治療をして妊娠を目指します。特に問題が見つからない場合は、妊娠の可能性を高めるための治療をしていきます。

2022年4月から妊娠の可能性を高める治療の一部が保険適用となりました。条件や回数など制限も設けられています。保険適用の対象となる条件は「治療開始時点で女性の年齢が43歳未満」です。保険適用の対象となる回数は、「胚移植の回数」で、治療開始時の女性の年齢が40歳未満の場合は6回、40歳以上43歳未満の場合は3回までとなります。採卵の回数に制限はありません。事実婚のカップルも保険適用の対象となった事や、治療費の自己負担が3割で済むため、経済的な負担によって治療をためらっているカップルは前向きに検討できるようになり、より多くのカップルが早くから治療に取り組みやすくなりました。

一方で、保険適用されたことで提供される医療は標準化されてしまいます。使用できる薬の種類、量、回数などが制限されるケースがあったり、全ての不妊治療が保険適用となるわけではないために保険適用外の治療を希望した場合は全て自由診療となってしまい、負担が増えてしまうケースもあったりもします。

isshoniでは保険適用になった不妊治療だけでなく、様々な先進医療やセルフ検査キットを含む検査などに関する情報をお届け致します。

HEALTH INSURANCE（不妊治療の保険適用へのポイント）

2022 年 4 月から不妊治療の保険適用範囲が広がりました。

保険適用の対象と回数

不妊症と診断された男女で
不妊治療開始時での女性の年齢が

●40 歳未満 ……… 最大 **6 回**まで
●40～43 歳未満 … 最大 **3 回**まで

※子ども 1 人につき胚移植の回数
※事実婚のカップルも対象

対象となるのは不妊症と診断されたカップルで、事実婚のカップルも含まれます。年齢と回数の制限が設けられたのは体外・顕微授精の胚移植の回数で、採卵や受精の回数には制限はありません。

新たに保険適用となる治療法

人工授精
精子を取り出し妊娠しやすい時期に子宮内に注入

体外受精
精子や卵子を採取し受精させたあと体内に戻す

顕微授精
注射針などを使って卵子に精子を注入

精子を取り出し、妊娠しやすい時期に子宮内に注入する「人工授精」や、精子や卵子を採取し受精させたあと体内に戻す「体外受精」、それに注射針などを使って卵子に精子を注入する「顕微授精」などについても保険の対象となります。

男性不妊
精巣内より精子を回収する手術や ED 薬

タイミング法
排卵のタイミングを検査して指導

男性の精子を回収する手術や、ED 薬も不妊と診断された場合は保険適用となります。また、排卵のタイミングを検査で調べて適切な性交のタイミングを指導するタイミング法も保険が適用されます。
ただし、これらの治療の中の全ての薬剤や治療が保険適用となるわけではないので、詳しくは医療機関まで問い合わせてください。

ＦＡＱ（よくある質問）

【不妊治療の保険適用ＦＡＱ】

●不妊治療で保険適用になる治療は何？

新たに「体外受精」「顕微授精」「男性不妊手術」が保険適用となります。従来から保険適用の「原因検査」「タイミング法」「人工授精」も引き続き保険が使えます。

●不妊治療って何をするの？

まずはカップル２人の不妊検査からです。妊娠しにくい原因が見つかれば治療をして妊娠出産を目指します。「精子の数が十分にあるか？」「排卵しているか？」「卵管が通っているか？」を検査します。カップルが同時期に検査を受けることが大切です。

●不妊治療ってどれくらいの期間が必要なの？

年齢による差や個人差がありますが１年以内に妊娠するケースが約80％です。

・6ヶ月以内：54・6％
・1年以内：24・6％
・2年以内：14・8％
・2年以上：6％

●保険適用された不妊治療を上手に使うにはどうしたらいいの？

「自分たちの体が妊娠可能な状態か？」のチェックのため、早めの時期に保険を使った検査がおすすめです。

若い方が妊娠率が高いのは、男女共に健康な場合です。若くても不妊の原因を持つケースは多く、妊活開始前の早い段階でカップルが共に健康状態をチェックできていると適切な計画を立てることができます。

●不妊治療の保険適用に年齢の制限はあるの？

人工授精は年齢や回数に制限はありません。

体外受精・顕微授精は43歳未満が対象で回数にも制限があります。

人工授精は年齢や回数に制限はありませんが、体外受精・顕微授精は治療開始時（採卵・

移植を計画した時）の女性の年齢が40歳未満の場合は6回まで、40～43歳未満の場合は3回までの制限があります。

●どの程度の費用負担が必要なの？

保険と高額医療費制度の利用による実質負担費用

40歳未満・世帯年収が370万～770万円・胚移植1～3回の場合

・新鮮胚移植　体外受精：8・1万円／月

　　　　　　　顕微授精：8・2万円／月

・凍結胚移植　体外受精：8・3万円／月

　　　　　　　顕微授精：8・4万円／月

　　　　上記費用は採卵～胚移植～妊娠判定までの費用で初診料等の費用は含んでいません。

令和2年度の調査では1ヶ月あたりの全費用は

・新鮮胚移植の場合：体外受精約40万円・顕微授精約45万円

・凍結胚移植の場合：体外受精約54万円・顕微授精約61万円

●妊娠ができず不妊治療を続けると負担する費用はどうなるの？

高額の負担が年で３月以上ある場合、４月目から自己負担が下がります。

40歳未満・世帯年収３７０万〜７７０万円の場合

１〜３回目：約８万円／月

４〜６回目：約４・４万円／月

●高額医療費制度を効率良く利用するためのポイントは？

治療開始（採卵・移植の計画をする時）をなるべく月初にする。

医療機関に支払った額が、ひと月（月の初めから終わりまで）で上限を超えた場合に支給される制度で、月をまたぐ場合には支払い額が各月に分散され高額医療費の払い戻しを受けられないケースがあります。

妊活ＦＡＱ

１.「不妊」って何？

カップルが避妊せず普通にセックスしているのに１年間妊娠しない状態を不妊と言い

ます。

2. 不妊の主な原因って?

不妊の主な原因は「健康な精子・卵子が出会うことができない」ことです。不妊の原因は男性にも女性にもある可能性があります。男性の場合は精子が作れないもしくはたくさん作れない場合が多く、女性の場合は排卵しにくい、精子と卵子の出会いの場である卵管がふさがっている場合が多いと言われています。

3. 不妊の検査って?

「精子の数が十分にあるか?」「排卵しているか?」「卵管が通っているか?」を検査します。カップルが同時期に検査を受けることが大切です。

不妊の原因は男性にも女性にもある可能性があります。男性の場合は精子が作れないもしくはたくさん作れない場合が多く、女性の場合は排卵しにくい、精子と卵子の出会いの場である卵管がふさがっている場合が多いと言われています。その他にも原因がわからない事もありますので問診、血液検査の他に多くの検査があります。

4. **不妊の検査、幾らくらいかかるの？**

保険のきく検査も多いので1回、数千円～1万円くらいです。あくまで目安なので最寄りの医療機関にご相談ください。

5. **不妊検査で原因がわかったらどうするの？**

健康で妊娠の可能性が高い場合はタイミング法や人工授精を、妊娠の可能性が低い場合は体外受精や顕微授精などいくつかの方法で妊娠を目指します。あくまで目安なので最寄りの医療機関にご相談ください。

6. **不妊治療って何歳から始めたらいいの？**

同じ歳のカップルの場合の妊娠率は、19～26歳が50％、27～34歳が40％、35～39歳が30％と年齢と共に低下します。不妊治療ではなく妊活としてカップルで早めに検査を受けるのがおすすめです。

7. **病院に行く以外の妊活はないの？**

あります！　肥満や痩せすぎは男女ともに妊娠に影響します。バランスの良い食事やサプリによる栄養補助、運動や冷え防止も妊活の一環です。あくまで目安なので最寄りの医療機関にご相談ください。

昔は、不妊の原因はほとんどが女性側にあると思われていましたが、今はほぼ半分は男性側にも問題があるということがわかっていますので、パートナーと一緒に取り組むことが大切です。

緊急避妊薬

Morning-after pill（モーニングアフターピル）という名前をお聞きになったことはありますか？

緊急避妊薬のことです。モーニングアフターとは辞書を調べてみると英語では後悔するとか日本語では後朝（きぬぎぬ。男女が共寝した翌朝のこと）の意味もあることを知ると意味深いですね。

緊急避妊薬とは、性交の後に服用し妊娠を回避するための経口剤のことで、避妊に失敗した場合や望まない妊娠を防ぐために用います。妊娠を予防する薬であり、流産を引き起こす中絶効果はありません。事後避妊薬、緊急避妊ピル、モーニングアフターピル、ＥＣＰ（Emergency Contraceptive Pills）とも呼ばれています。

１年間に産まれる赤ちゃんは約87万人ですが、なんと毎年約15万人が人工中絶手術を受けているのです。残念ですが、「望まない妊娠」がいかに多いかがわかりますよね。

望まない性交渉やコンドームが外れたり破れたり、ちゃんと避妊できたか不安な場合は、できるだけ早く婦人科を受診してください。モーニングアフターピル（緊急避妊薬）を正しく使えば、最悪の結末は避けられます。

具体的には72時間以内に婦人科を受診してください。72時間を過ぎた場合でも１２０時間以内であれば効果がある薬もあります。早ければ早いほど高い効果が期待できます。最新の薬、アメリカのＦＤＡ（日本の厚生労働省のような役割を持つ食品医薬品局）では承認されていますが日本では未承認の薬は、１２０時間以内であればなんと非妊娠率が98％とも言われています。モーニングアフターピルを服用することで排卵を抑制し着床できないようにしますので避妊率が高まります。

望まない妊娠という、女性にとっての大きなリスクを回避する緊急避妊法がモーニングアフターピルですが、あくまでも最後の手段です。女性の体に負担のかからない確実な避妊法としては低用量ピルが主流ですので一人で悩まず、婦人科の先生や薬のことであれば、かかりつけの薬剤師さんにためらわずにご相談してくださいね。

日本で初めて承認された薬は、添付文書に効能又は効果として緊急避妊、効能又は効果に関連する注意として完全に妊娠を阻止することはできないと記載されています。用法及び用量は、性交後72時間以内にと。用法及び用量に関連する注意は、できる限り速やかに服用するよう指導すること。併用注意として、抗けいれん薬、HIV治療薬、セイヨウオトギリソウ（セント・ジョーンズ・ワート）含有食品と記載されています。

海外のアフターピルの販売の現状は、約90カ国で医師の処方箋なくアフターピルの購入が可能になっています。

また、国際機構であるWHOも2018年に「意図しない妊娠のリスクを抱えた全ての女性と少女には、緊急避妊にアクセスする権利があり、緊急避妊の複数の手段は国内のあらゆる家族計画に常に含まれなければならない」との勧告をしています。

アメリカやヨーロッパ、また東南アジア各国では、アフターピルが市販化されていますので、競争優位性が働き日本円に換算して数百円程度で購入できるものもあるようです。また、イギリスではアフターピルも含め避妊薬は全て無料ですし、ドイツやフランスでは未成年にはピルが無料で提供されることもあるようです。

緊急避妊薬のスイッチＯＴＣ化には様々な意見があります。国民の健康を最優先にお考えの上だと思います。「医師の関与の必要性とか、緊急避妊薬への国民の理解度。それから販売体制に問題が示され、とてもＯＴＣにできないという結論になった」と医師会の先生が発言されていますが、世界の約90カ国が国民に必要だから市販薬にしている現状を鑑みますと、市販化に向けて薬剤師が医師からも国民からも信用信頼されることがＯＴＣ化には重要なポイントと考えます。

なんとアメリカではある大学内の自販機で緊急避妊薬やコンドームが販売されています。「性行為を奨励している」というネガティブな声よりも「いざという時に役に立つ」というポジティブな意見の方が多いようです。大学内には健康センターがありそこで買えるのですが、夜遅くや週末は閉まっていて72時間以内に飲めない場合があるからだそうです。それを訴える学生もすごいですがそれを受け入れる大学もまた懐が深いですね。薬剤師と対面するよりよっぽど購入しやすいのは間違いないですね。日本だとどんな議論になるか。リスクフォーカスしてチャンスフォーカスされないような気がします。父兄からも不謹慎だと言われそうですね。でも妊娠の可能性が出てしまい望まない出産となると、キャリア形成に大きなリスクとなりますね。やはりセルフメディケーションです。自分の体は自分で守るを大前提とするなら、買えない環境より買えて議論する方が本人の選択肢が増えるのは間違いありませんよね。

心肺蘇生はやったことがなくても、たとえ肋骨が折れても、実施しなければ死ぬのならやるしかないのでは？　できるのにやらないなんて論外ですが、できないと思い込んでやらないと後悔しますよ。できると思ってやってみると成果につながります。たとえできなくても、トライすることで学びが得られます。つまりやらないことに何一ついいことなんてないんです。考えながら走るより、走りながら考えることも必要なのでは。石橋は叩いて叩いて壊すよりも渡ることも時には大切なのでは。様々な理由で不幸にも妊娠の可能性が出てしまった事実に必要なのはモーニングアフターピルです。国民の安全という議論のために買えないことでの女性のリスクは計り知れません。

後輩諸君、国民の健康に寄与できる薬剤師になってほしいですね。アメリカの薬剤師は予防接種をしているぞ。顔晴れ。

妊活アイテム

排卵日予測検査薬は、妊活をスムーズにするアイテムの一つです。尿の中に含まれるＬＨ（黄体形成ホルモン）を検出し、ＬＨサージをとらえることで最も妊娠しやすい時期の排卵日を約１日前に予測する検査薬なんです。

排卵の時期が近くなると、尿中のＬＨ（黄体形成ホルモン）の分泌量の急激な増加（ＬＨサージ）をキャッチして最も妊娠しやすい時期である「排卵日」を約１日前に予測できるのです。卵子は排卵後24時間、精子は女性の体内で２～３日程度生存すると言われています。排卵の前後が最も妊娠しやすい時期となるため、排卵の時期を前もって予測することは妊娠を希望する上でとても重要なんです。

ご自分の生理周期から換算して、次の生理開始予定日の17日前から検査します。生理周期とは、生理が始まった初日を１日目として数え、次の生理が始まる前日までの日数のことです。１日１回、毎日ほぼ同じ時間帯に検査します。過去に検査をしてＬＨサージがうまく確認できなかった場合などには、１日２回検査を行うことで、よりＬＨサージをとらえやすくなります。妊娠への第一歩は、まず自分の現在の体の状態を知ることです。妊娠に大きく関わっているのが、生理周期です。そのため基礎体温のチェックを毎日の習慣にして、自分の体のリズムや体調を知ることが、妊娠への近道ともいえます。

商品によって若干の差はありますが、検査薬の採尿部に直接尿を2秒から5秒ほどかけます。検査結果は3分から5分ほどでわかります。

最も妊娠しやすい性交のタイミングは排卵の前または直後です。排卵日予測検査薬で陽性が出たら、なるべく早くタイミングを持つことが大切ですね。

平成28年2月22日に排卵日予測検査薬が医療用医薬品から一般用医薬品の第1類医薬品として分類されて以来、検査薬も増えて多様化してきました。薬局やドラッグストアで購入できますが、第1類医薬品に分類されていますので、薬剤師からの説明、指導を受ける必要があります。

排卵日予測検査薬には、判定結果がわかりやすいものや感度のいいもの、コストパフォーマンスが高いものがありますので自分に合った検査薬を選んでください。

感度のいい排卵日予測検査薬とは、より低いＬＨ濃度を感知できるということです。つまり、より早く陽性反応が出現し、排卵日を把握できるのです。一方で検出濃度が高くないと感知できない検査薬の場合は、その検査薬は感度が鈍いというよりは、「慎重に検査する」あるいは「確実な結果を求める」ことに重点を置いているとも言えるのです。

また、排卵日の確認ができても、２人のタイミングが合わない場合もあり、検査し直さなくてはいけないケースもあります。何度も検査が必要となると、コストパフォーマンスの高い検査薬が重宝しますね。

排卵日予測検査薬に関するQ＆A

よくある代表的なQ＆Aをご紹介します。

LHサージの把握から避妊に活用できるのでしょうか？

○ LHサージ後に起きる排卵が、通常の時間（約40時間）以上に続くこともあります。
○ 精子の寿命が3日以上に延びてしまうこともあります。
○ 何かしらのトラブルで排卵日予測検査薬が陰性から陽性に変化する前に排卵が起きることもあります。
○ 検査結果は陰性だったとしても、卵子が生存し続けている可能性もあります。

上記のような可能性は妊娠を望む場合には全く問題ありませんが、排卵日予測検査薬を活用しての避妊は確実ではありません。

飲み薬や飲酒、喫煙の影響を受けるのでしょうか?

基本的には影響を受けませんが、不妊治療でｈＣＧ製剤などを使用しているときには、ＬＨサージ以外のときでも判定結果が陽性になることもあります。脳の下垂体から分泌される黄体化ホルモンは、卵胞を成熟させ排卵を促します。生殖補助医療では、卵子の成熟のために黄体化ホルモン作用のある薬剤が必要となりますが、現在のところ黄体化ホルモン製剤は製品化されておらず、その代わりに、ｈＣＧ（ヒト絨毛性ゴナドトロピン）製剤が使用されています。

また妊娠中、分娩、流産、人工妊娠中絶後、内分泌障害、尿の過度の濃縮（ＬＨはＬＨサージのとき以外でも微量に存在しますので、尿の濃縮によりＬＨが高濃度になって反応してしまうことがあります）により、ＬＨサージでもないのに陽性を示すことがあります。また、尿が薄すぎたり、月経周期の乱れなどで検査日がずれるなどがあると、ＬＨサージを見逃す（陰性反応）リスクが高くなります。

6周期以上、排卵日予測検査薬で適切な時期に妊活していますが、妊娠しません。なぜでしょうか?

妊娠には、排卵という現象が必須ですが、それだけではありません。卵管や卵子の状態や精子の状態も関与しています。妊娠しない原因は排卵以外にも様々な問題が考えられますので、パートナーと一緒に専門医を受診し、相談することが大切です。30歳代後半以上の方、結婚後妊娠できない期間が長い方、早期の妊娠をご希望の方は、早めに受診することをおすすめします。

近年、特に女性が働きながら子育てができる環境作りが進んでいます。排卵日予測検査薬は、手軽に購入できますので上手く活用してみてくださいね。

中絶

中絶に関する女性の負担を絶対に減らすべきです。海外では中絶は、女性の心と体の両面を守る医療なんです。日本では、4人に1人が予定外の妊娠を経験しているとも言われています。やむを得ない場合は、安全で安心な中絶をしたいですよね。

日本では搔爬法（金属製の器具でかき出す方法）、吸引法がほとんどです。日本の中絶の約7割がWHOが危険とする搔爬法を使用しているんです。

費用に関しても日本は、初期中絶の場合は10万円〜15万円程度が多いのですが、自由診療のため20万円以上のクリニックもあります。中には60万円もとる医療機関もあり、お金がないために中絶できず、トイレで出産して罪に問われる女性たちが出てしまうのは、日本の社会構造の問題とも言えますね。世界の34カ国では保険適用で無償の国もあるようです。

人工妊娠中絶手術には、妊娠12週未満に対応する「初期中絶」と、妊娠12～22週未満に対応する「中期中絶」があります。

日本では、中絶手術が可能な時期は母体保護法によって「妊娠22週未満」と定められているため、妊娠21週6日までにしか行うことができません。妊娠22週以降でも母体の生命に危機が迫っている場合などでは、妊娠を中断させる医療行為を行うことがあります。

国連の人権条約機関human rights treaty bodiesは、各国政府におおむね次のような勧告を行っています。

1．妊娠中絶手術を受けた女性を刑事罰によって処分してはならない（非処罰化）。

2．一定の場合には女性が安全な中絶を受けられる権利を保障すべきである（合法化）。

英国など約30カ国では、中絶薬は保険や補助により実質無料で提供されています。オーストラリアや英国、フランスなどではオンライン処方が実現されています。日本でもコロナのおかげでオンライン診察が広がりを見せております。病院が近くになくてもオンライン診療と薬の配送が可能となればご自宅で服用することが可能となりますね。全ての女性がプライバシーを守られ安全に中絶できる方法を恒久化すべきですとの声明を出した団体もありました。

日本では、女性が薬を服用して妊娠を自分で終わらせることは、刑法堕胎罪（２１２条）にあたる犯罪です。しかし、世界の多くの国々は、現在、堕胎罪を廃止する方向に動いています。

一方、刑法堕胎罪の例外規定を定めている母体保護法は、妻が妊娠を続けたくなくても、夫は妊娠を強制することができるのです。現在、海外では、望まない妊娠の継続は拷問であり人権侵害だとみなされています。世界の１９２カ国では中絶に配偶者同意が不要だとされています。

世界では中絶医療はどんどん改善されてきました。１９７０年頃に吸引法が導入されました。１９８０年代には中絶薬が開発され、21世紀に入る頃までにほとんどの先進国で合法化されました。しかし、日本は心身の負担が大きい掻爬法が使い続けられてきたのです。

日本の緊急避妊薬は1錠8000円〜1・5万円ととても高く、一番届いてほしいはずの「予期せぬ妊娠をした際のリスクが高い若者」に残念ながら届けられていません。人生を自分で選択するという勇気ある行為が、お金がないとか、病院に行くのが怖いとか、知り合いにばれるとか、親や先生に相談できないとか、病院が遠いとかいった理由で実現できていないのです。

緊急避妊薬（アフターピル）は、避妊をしなかったまたは避妊が失敗してしまった時に服用し、排卵を抑えることで妊娠しないようにする薬のことです。服薬するのが早ければ早いほど効果が高く、妊娠の不安のある性行為から72時間（3日）以内の服用で約85％以上と言われています。

全ての女性が心身の負担を負わずに、自分のキャリアをコントロールし、安心して生きられる国にしたいですね。

第六章　幸せという世界

一般社団法人にじいろドクターズ

一般社団法人にじいろドクターズは、Visionで「全ての人がその人らしく健康に暮らすことができる社会の実現に向けて取り組みます」と宣言しています。

素敵。素晴らしい。

皆さん、佐藤さん、鈴木さん、高橋さん、田中さん、伊藤さん、渡辺さん、山本さん、中村さんといった名字のお知り合いはいますか？　これは日本の多い名字ランキングのベスト8位で人口の約8・6％に上ります。2020年の電通の調査レポートではLGBTQ＋の数は8・9％とほぼ同程度の割合です。LGBTQ＋の人は気づかないだけで案外身近にいるのですね。

女性が女性に惹かれるL（レズビアン）、男性が男性に惹かれるG（ゲイ）、相手の性別にとらわれずに惹かれるB（バイセクシャル）、戸籍上の性別と自分の性自認が異なるT（トランスジェンダー）、LGBT以外の多様なセクシュアリティQ＋（クエスチョニング・クイア）。パンセクシャル（全性愛：相手の性別を問わず好きになった人が好き）、性自認のクエスチョニング（性自認が決められない、わからない）、アセクシュアル（他者に対して恋愛感情も性的感情も抱かないセクシュアリティ）、アロマンティック（他者に対して恋愛感情は感じないが性的感情は抱くことがある）、エックスジェンダー（性自認が男性女性どちらとも感じる、どちらとも感じない）といったそれぞれの多様なセクシュアリティを理解し配慮する必要がありますね。

SOGI（ソジ）とは？

Sexual Orientation and Gender Identityの頭文字のことで、性的指向（好きになる性）と性自認（自分の心の性）のことを言います。私たち一人一人には固有のSOGIがあります。ほとんどの方は、異性に惹かれ、生まれながらに割り当てられた性別が自分だと認識していますが、みんながみんなそうではありません。周りに理解されず悩み苦しみ、大変な思いをして生きている人もいるんです。

名前や性別の違和感、周りから不審に思われる怖さ、入院中のパジャマの色やトイレ利用、同性パートナーが法律上家族として認められない心配、危篤時に病室に入れてもらえない不安等で医療機関受診の低下にもつながっています。また多くの健康問題も抱えているようです。HIVをはじめとする性感染症、うつ病、リストカットや大量服薬などの自殺企図などのメンタルヘルスの問題、貧困や社会的孤立、いじめや不登校といった社会的問題にもつながっています。日本にはこうした多様なセクシュアリティへの差別や偏見が少なからずあり、医療人の理解不足もあり、SOGIは医療へのアクセスを妨げ、健康格差をもたらしています。これからますます医療の現場は変化する必要がありますね。

順天堂大学には日本では珍しくメディカル・コンシェルジュ内にSOGI相談窓口が開設されています。多目的トイレにレインボーシールが貼られていたり、自分とは異なるSOGIであっても支援したいという職員には研修会終了後レインボーバッジが交付されています。素晴らしい取り組みですね。ちなみに順天堂大学は多様性を尊重する大学として次のことが教職員に求められています。①SOGIで悩んでいる学生がいるという前提で接する②見た目や氏名でジェンダーやセクシュアリティを決めつけない③学生を呼ぶときには共通の敬称(さんなど)を用いる④差別的なニュアンスを持つ言葉(おかま、ホモ、レズ、アッチ系など)やジェスチャーを使わない、学生にもそう指導する、とされているようです。素晴らしい取り組みですね。さらに学籍簿の氏名の色分けや、本人の希望する通称名の記載や登録、更衣室や共用トイレなどについても検討されているようです。私も学生や患者さんと接するときには気をつけなければいけませんね。将来はこの心遣いが当たり前になる国になるといいですね。

春高バレーの監督がこんなことを言われていました。「実行、努力までならみんなする。そこでやめたらどんぐりの背比べで終わる。一歩抜きん出るには、努力の上に辛棒（抱）という棒を立てること。その棒には花が咲く」と。背中を押される言葉です。少なくても何かしら不安を抱えている人の役に立ちたい、今日が明日へのお守りとなるように、顔晴りましょう。全ての人が自分らしくいるには、まず一人一人が「そんな人はいるはずがない」という無意識での排除をしないように知識を増やす必要がありますね。優しく受け入れられる社会を目指して多くを学び試行錯誤をして、全ての人が公平に健康を考えて享受できる社会を目指したいですね。

セクハラ？　研修でグループディスカッションのファシリテーターをしている時に、みんなとの距離感を縮めようと、男性にはくん、女性にはさんで呼んだり、もっと打ち解けようとある参加者には、ちゃん付けで呼んだらアンケートにセクハラではないかと指摘を受けて無知で大変反省したことがあります。少しでも不愉快な思いをさせたことは事実で、それが良かれと思ってやっていたことだったんです。最悪ですね。無知は。失敗は誰でもあります。行動するから失敗はあるのです。それは教訓として受け止めて自己成長させましょう。そのせいで大変落ち込みましたが、そのおかげで知識と経験を増やし、今では最高のファシリテーターで超売れっ子コンサルタントになっています。

量子力学的処世術（TIPS）

たまたま見た人気スタイリスト大草直子さんの「プロフェッショナル〜仕事の流儀」の中でこんなメッセージがありました。「変わっていく身体を肌を、自分を。許し、包み込み、慈しむ」。他の誰かになる必要はないけれど、この先も自分を好きでいるためのＴＩＰＳは持っていると幸せ。どうか自分を責めたり、追い詰めたり、答えを早く出そうとしないで。自分を許し、ゆったりとしている様は、とても清らかでセクシーです。

私もいくつになっても清らかでセクシーでいたいものです。

ご自身制作の雑誌ＡＭＡＲＣをご自身が本屋さんで見て、いやーすごーい！　こんな前面にすごい、ついに、感慨深い！と発言され、この想いが届きますようにとメッセージが流れた時には、なぜか涙が流れていました。

最後まで自分を信じ切れる人。人の役に立っているのかとか会社のためになっているのかとか思いがちですが、最後まで自分を信じ切れる人がプロフェッショナルなんだと。背中を押してもらいました。

　また、あと一歩だけ前に進もうと書きはじめました。

　私たちの体の周りには電磁波という波が飛びまくっています。皆さんの体を突き抜けています。声や写真や映像といった情報を乗せて飛んでいるのです。ラジオ波やテレビ波、Ｗｉ‐Ｆｉも人間の体や建物をものともせず突き抜けています。「えっ……」と思われるかもしれませんが、車の中でも飛行機の中でも電車の中でも地下鉄の中でもメールや電話ができますよね。レントゲンを撮って電磁波が体を突き抜ける時に、痛みを感じることはありませんよね。もし痛みを感じるなら外を歩けません。

　電磁波とは、電気的な振動（電気の波）と磁気的な振動（磁気の波）が空間を伝わる現象です。光も電磁波です。私たちの体からも実は、フォトンという光の素粒子が出ているんです。日本語ではこのフォトンのことを光子（「みつこ」と書いて「こうし」）と呼びます。私たちはフォトンという粒粒を出しているんです。そこに「できる」とか「幸せ」とか「ありがとう」とか「ダメだ」とか「失敗する」といった意識を乗せたフォトンを体中から飛ばしているんです。これは、ドイツのフリッツアルバート・ポップ博士がＤＮＡ内でのバイオフォトンの存在を確認しています。まぶしい太陽の光や月の光、蛍光灯の光も全てフォトンです。光という栄養を体一杯に浴びて育った野菜を食べると体内にフォトンが蓄積されます。（大ちゃん先生の講義より）

システム哲学者のある博士は、統一性と多様性が調和したワンネスが必要と仰っています。ワンネスとは、多くの存在が「ひとつ」として行動することを意味します。それぞれの存在には多様性があり、全員が同じことをするという意味ではないんです。「ひとつ」になるということは、お互いに高め合い協力し、共に創るということです。

人の体は地球上最も複雑な組織体と仰っています。体は何十兆個もの細胞からできています。多様な種類の細胞からなっており、少なくとも170種の細胞からできているんです。これら全て異なる細胞は、ひとつの組織体を作るために全てがつながっていて呼応関係にあると。まさに私たちの体は統一性と多様性が調和したワンネスによってできているんですね。ということは、体と心が一緒になったときには、とてつもない大きな力を発揮するんですね。

人間の体ってすごいんです。りんごを食べると体のどこかにりんごが出てきたり、にんじんを食べると体のどこかににんじんが出てきたりはしません。鶏肉を食べたり豚肉を食べても鶏や豚が出てきません。胃で消化されて栄養として取り込まれて、いらないものは汗や尿や便として排泄されているんです。これがすごくて骨や髪の毛や細胞を作っているんです。これだけ技術が進歩しても肉や野菜を食べて体が成長するロボットを創り出すことは未だにできていないんです。

目に見えない世界を偉人はどのように表現したかというと、アインシュタインは「宗教がない科学は、不完全であり、科学がない宗教は盲目である」と科学と宗教の両方の必要性を説いています。

チベット仏教の偉人は、「幸せは仏教でいう祈りや瞑想ではなく、人間の中の感情や本質を見極め、それを明らかに認識すること、信心の心ではなく科学的アプローチで訓練することによって生まれてくるものでしょう。科学的アプローチによって一人一人が心の中の平和を得る、それがひいては世界平和を達成する手段ともなるのではないかと思っています」と仰っています。

素粒子の伝道師である、大ちゃん先生は、次のように仰っていました。「素粒子は存在が証明されています。原子、中性子や電子よりも小さな存在である素粒子は、どこから来ているか?というとヒモからできているようです。このヒモは今のところ宇宙の法則のつじつまがあっているんですよ。超ヒモ理論のヒモがなんと1秒間に1垓回も波打っているんです。計算上の理論で宇宙を証明できている理論からすると、そのヒモはどこから来ているか?というとゼロポイントフィールドです」と教えて頂きました。日本でノーベル賞にもっとも近いとされていた筑波大学名誉教授の村上和雄さんは「サムシング・グレート(偉大なる何者か)」と呼んでいます。遺伝子にはスイッチがあって、髪の毛の細胞になる遺伝子は髪の毛になるスイッチがONになっていて、それ以外のスイッチは全てOFFになっているそうです。だから髪の毛の細胞は髪の毛にはなるが、心臓にはならないのです。このように各細胞の遺伝子には、全てにスイッチが付いていて、どれがONになっているかによって、その細胞の役割が決まるというのです。「命の仕組みは驚くほど不思議なことばかりです。これだけ精巧な生命の設計図が偶然にできあがるということはありえません。ではこれだけの設計図を、いったい誰が、どのようにして書いたのか?　この人間わざをはるかに超える設計図を創ったのは何者なのか?」村上さんは、その設計者のことを「サムシング・グレート(偉大なる何者か)」と名付けました。

偶然とは呼べない、まさにありえない奇跡、出会うはずのない人との出会いを、赤い糸で結ばれているとか運命とか表現します。量子力学的に言うと引き寄せです。皆さんは素粒子でできているので、その素粒子の固有振動数と相手の固有振動数が引き寄せるのです。幸せという波を出していると幸せの波と共鳴し、ダメだと思っているとダメだという波を出している人を引き寄せるということですね。楽しいフォトンが飛びあっているディズニーランドとか結婚式場では、そこにいるだけで幸せな気持ちになれますね。

神社では数百年祈りを重ねています。神社の木々は主に炭素や水素や酸素でできています。つまり素粒子でできていますので、その感謝や慈しみのフォトンと木の周波数が同調しているんですね。神社もまた心落ち着く環境ですね。

こんなこともありました。

久しぶりに実家に電話をすると出ないのでいつものように父の携帯、次に母の携帯と鳴らすと、今定期的に検査している病院に行く車の中とのことで、母の町子が出ました。「てるばあちゃんの言うことは、義光は素直に聞いていたな〜」と噂をしていたところに義光から電話がかかってきたと。

ふと○○さん元気かな？　と思っていたらその日に電話がかかってきたり。最寄り駅で街頭演説をしている政治家さん最近見ないなと、ふと朝思いながら駅に向かうとなんと演説していたり。

さて量子力学的にお伝えすると分子や原子より小さな世界、素粒子の世界では、粒子性と波動性つまりつぶつぶとエネルギーの性質をもっているんです。つぶつぶのものは、肉体や椅子や机、携帯やテレビ、海や川の水、ジュースや空気なんかがそうです。エネルギーの性質は、熱や音、意志や感情、祈りや言葉なんかがそうです。

「いのる」の語源は、「意（い）＋宣（の）る」。つまり、「自分の意志や意図を宣言する」ことだというのです。また意志に神がのると言霊ともいわれています。

今から思うと、おばあちゃんが私のために愛情をいっぱい注いでくれた料理にも元気になれよ、大きくなれよという いのりや言霊というフォトンが入って、おばあちゃんが作る芋のにっころがしや漬物には、愛情というフォトンが降り注がれ、振動数が高くなりエネルギーが高くなった料理を食べたおかげでエネルギーが高い人間になれたんですね。

愛の語源は4つの行為、ＬＯＶＥはその頭文字のようです。

Ｌ：listen　相手の話を目と耳で聴くこと。

Ｏ：overlook　おおめに見ること。背景も見ること。

Ｖ：voice　声をかけること。話しかけること。

Ｅ：effort 努力すること。忍耐強くあることやexcuse（赦す）すること。この赦すは許すと違って相手によって気づかせてもらうという意味があって、キリスト教の教えの赦すはこちらですね。

企業研修で、このテンションで最後まで行くのですか?とよく驚かれます。ありえない塾の塾長として様々な研修を担当していますが、冷え固まった心を熱い言葉や情熱で溶かします。液体になれば後は自ら分子を振動させてコトコトコトコトと徐々に熱して、最後は自ら沸騰してもらって研修が終了し自己変革してもらっています。

人生の成功者には、共通の口ぐせがあり、どんなときでも前向きな言葉しか口にしていません。その前向きな言葉こそが、「天国言葉」です。具体的には「ついてる」「ありがとう」「嬉しい」「楽しい」「感謝しています」「しあわせ」「許します」などですが、言葉を変えるだけで、出しているエネルギーが変わりますので自分も周りもどんどん変化して、人生は劇的に変わります。

二宮尊徳(金次郎)の『たらいの水』のお話です。以下に一部を紹介します。水を自分のほうにもっともっとと引き寄せようとすると向こうへ逃げてしまうけれども相手にあげようと押しやれば自分のほうに戻ってくる。だから、幸せになりたければ自分にかき集めるのではなく、人に譲らなければいけないんですね。

日本を代表する経営者は、「素直な心とは、自分自身のいたらなさを認め、そこから努力するという謙虚な姿勢のことです。とかく能力のある人や気性の激しい人、我の強い人は、往々にして人の意見を聞かず、たとえ聞いても反発するものです。しかし本当に伸びる人は、素直な心をもって人の意見をよく聞き、常に反省し、自分自身を見つめることのできる人です。そうした素直な心でいると、その人の周囲にはやはり同じような心根をもった人が集まってきて、ものごとがうまく運んでいくものです。自分にとって耳の痛い言葉こそ、本当は自分を伸ばしてくれるものであると受けとめる謙虚な姿勢が必要です」と仰っています。

いくつになっても素直でいたいですね。そうすれば引き寄せの法則通り同志が集まってくるのですから。

大ちゃん先生は、以下のように仰っていました。「全てはエネルギーなんです。アインシュタインもこのエネルギーフィールドが唯一の現実だ。ナポレオン・ヒルも思考は現実化する」と。

日頃皆さんが思っている、1日6万個の思考。これを何に集中するかが重要なんです。意識を向けたものの確率が1に近づく。志が強ければ実現する。このことは波動関数に従って誰でも起こる事実であり物理です。つまり志とは、エネルギーです。皆さんが自らの志を立てて最高の自己を発揮されますようにと大ちゃん先生から教わりました。

体外から覚せい剤を打っては捕まりますが、脳内モルヒネといわれるβエンドルフィンを自分で出せば違法でもなく捕まらないのです。このβエンドルフィンが出ると幸せな気持ちになれるのです。つまり合法的に幸せになる方法は、自分でβエンドルフィンをどんどん出すことです。βエンドルフィンを出すには、バランスが大切ですが、まずは何でも楽しむこと。これに尽きます。

好きなことをする。楽しいことをする。好きなものを食べる。好きな人と一緒にいる。褒められる。笑う。

逆に言えば、嫌いなことつまらないことは極力しない。嫌いなものを無理して食べない。嫌いな人とは付き合わない。怒らない。やってみてください。

感謝やありがとうの気持ちを持てば、βエンドルフィンが出まくって幸せになるのですから。人生楽しみましょう。まずは笑顔でありがとうを1日3回周りに伝えて幸せの輪を広げましょう。毎日楽しくてしょうがなくなるよ。些細なことで幸せを感じられます。それが一番。今日もあったかい布団に入れて幸せだね。ありがとう。幸せだ。

上を見てもきりがない、下を見てもきりがない、人はどうしても他人と比べてしまう動物なんです。でも比べてもいいことないよね。自分は自分。どこまで行っても上には上が。軸を変えて、固定観念を払拭するとまた違う世界が見えます。

幸せという世界を見ませんか？　それは皆さんの心が決めるんです。今日も一日幸せに感謝。背が低い、いいじゃない。背が高い、いいじゃない。頭がいい、いいじゃない。健康、いいじゃない。病気になってしまった、いいじゃない。綺麗、いいじゃない。不細工、いいじゃない。三段腹、いいじゃない。貧乏、いいじゃない。怒られた、いいじゃない。大失敗、いいじゃない。太っちゃった、いいじゃない。甘いもの止められない、いいじゃない。勉強できない、いいじゃない。不義理をした、いいじゃない。裏切ってしまった、いいじゃない。嘘をついてしまった、いいじゃない。死にたい、いいじゃない。なんだって、いいじゃない。後悔してる、いいじゃない。人生そんなもの。今生きているんだから。それで最高、いいじゃない。

あとがき

失敗は教訓だからと人にはアクションの重要性を伝えていますが、自分が失敗すると落ち込みます。裏切るより裏切られる方がましじゃないと伝えていますが、自分が裏切られると落ち込みます。周りを気にしてもしょうがないと伝えていますが、ついつい周りと比較してしまいます。人に迷惑をかけてはいけないと伝えていますが、多くの人に迷惑をかけてきました。そんな悩み多い私が、周りから悩みがないように幸せに見えるとよく言われます。

一人が好きで黙って思いにふけることが大好きですが、熱く語る熱血先生と見られています。

人はいつでも望めば変われます。過去は変えられませんが未来は変えられるんです。

感情の選択は自分でできます。「落ち込む」とか「むかつく」といった選択はせずに人生楽しんでいきましょう。

先日も社員研修後にこんなアンケートをもらいました。

「熱量が高く話が面白くて、どんどん惹きつけられました。まるで両親のような感情のこもった本気の言葉で答えてくれました。ユーモアがあり、優しく時には厳しく丁寧に寄り添って教えて頂いて心に響きました。本気になり切れなかった自分を叱咤激励して頂いたおかげで本気になれました。様々な例でわかりやすく、声も聴きやすく、楽しませてくれて飽きずに聞けました。質問にも熱意をもって答えて下さり言葉では言い表せない感謝の言葉でいっぱいです。塾長の言葉を深く理解できるようになった時、ふいに自然と涙が出ていました。塾長が私にかけて下さった言葉はこれからも忘れません。仲間と共に成長できたことを心から嬉しく思います。」

とまだまだお役に立てそうです。大学三大駅伝3冠へ導いた監督は「情熱より勝る能力はない」と仰っていました。全国の大学、企業で必要とされていれば、情熱を持って覚悟を決めて参ります。一緒に顔晴りましょう。

〈著者紹介〉

石原義光（いしはら よしみつ）

1964年愛知県生まれ
病院、薬局、ドラッグストアで勤務
上場企業で営業、人事、採用、教育マネージャーを経験
キャリアコンサルタント、心理カウンセラー、リンクアンドモチベーションナビゲーター、インバスケット認定講師と、メンタルスポーツ研究所インストラクター
日本キャリア・コンサルティング協会設立
ありえない塾主宰（塾長として笑いあり涙ありの研修は好評）
人間力向上研修には定評がある
学生及び社会人のキャリア相談は千名を超え、その経験から導かれる独自の必勝法で、今最も予約が取れないキャリアコンサルタントとして人気を得ている

顔晴《がんば》れる人《ひと》になるために

2023年2月27日　第1刷発行

著　者　石原義光
発行人　久保田貴幸

発行元　株式会社 幻冬舎メディアコンサルティング
〒151-0051　東京都渋谷区千駄ヶ谷4-9-7
電話　03-5411-6440（編集）

発売元　株式会社 幻冬舎
〒151-0051　東京都渋谷区千駄ヶ谷4-9-7
電話　03-5411-6222（営業）

印刷・製本　中央精版印刷株式会社
装　丁　弓田和則
題　字　蒼 喬

検印廃止

Printed in Japan
ISBN 978-4-344-94375-9 C0095
幻冬舎メディアコンサルティングＨＰ
https://www.gentosha-mc.com/